südwest

MARION GRILLPARZER
HOLLE BARTOSCH

WAS MICH BEWEGT

HERAUSGEGEBEN VON
MARION GRILLPARZER

Inhalt

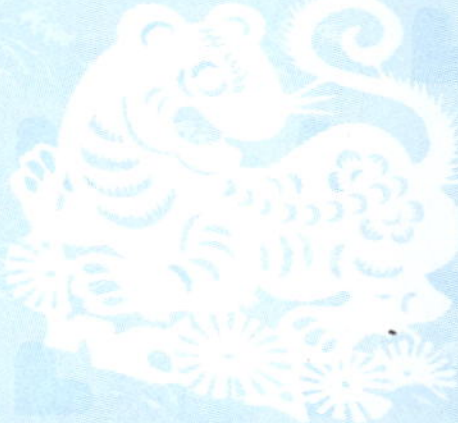

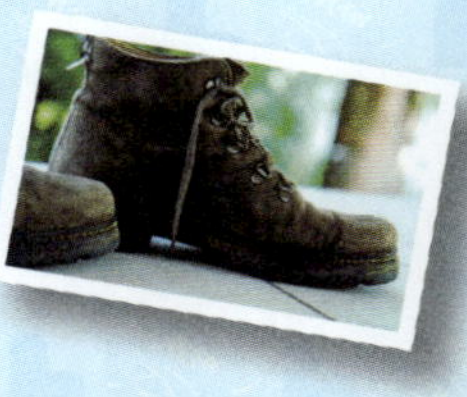

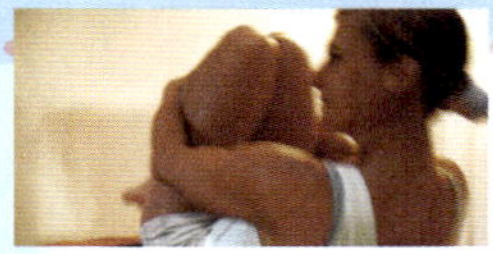

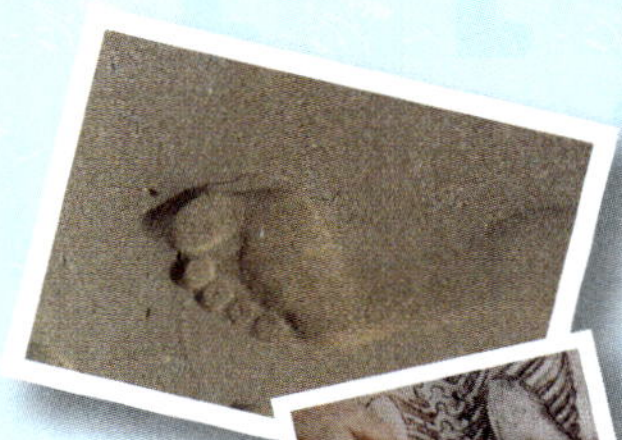

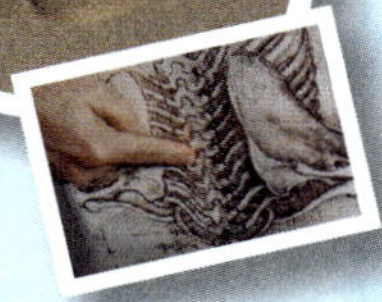

Inhalt

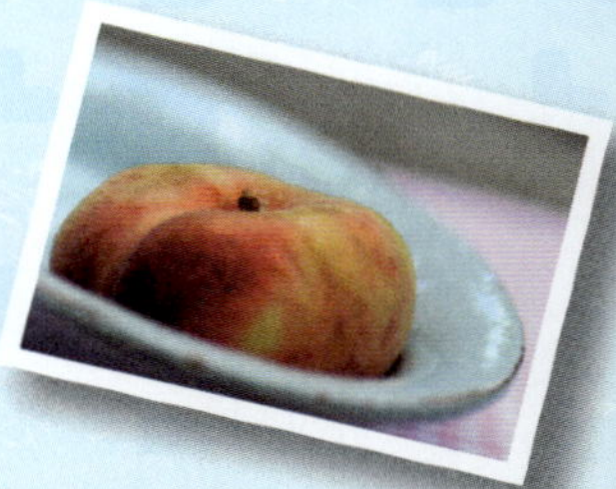

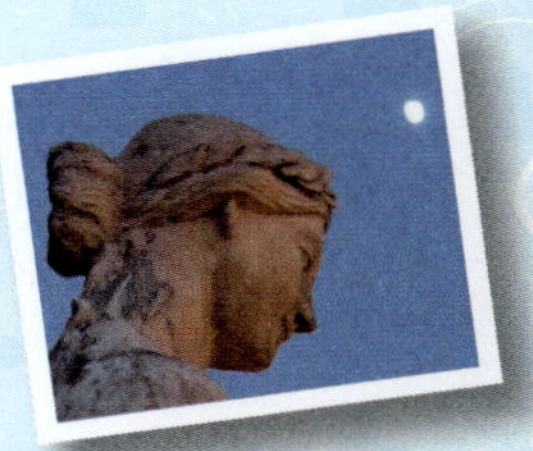

4.

Inhalt

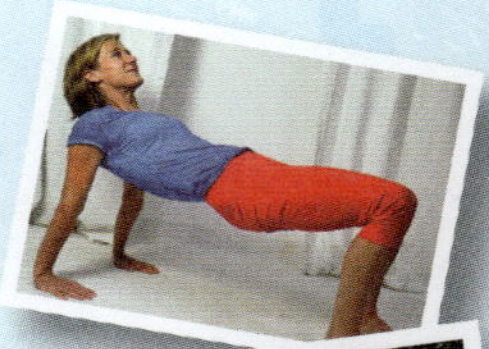

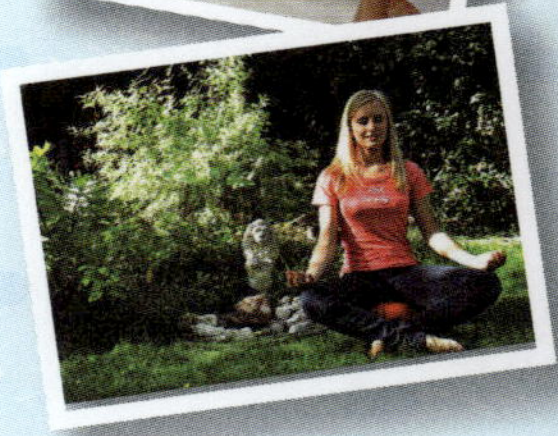

6.

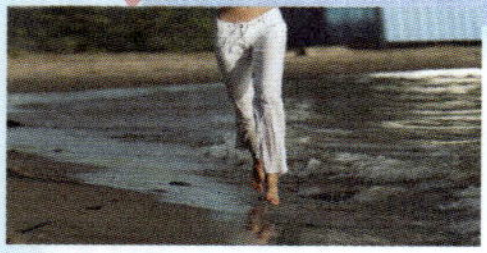

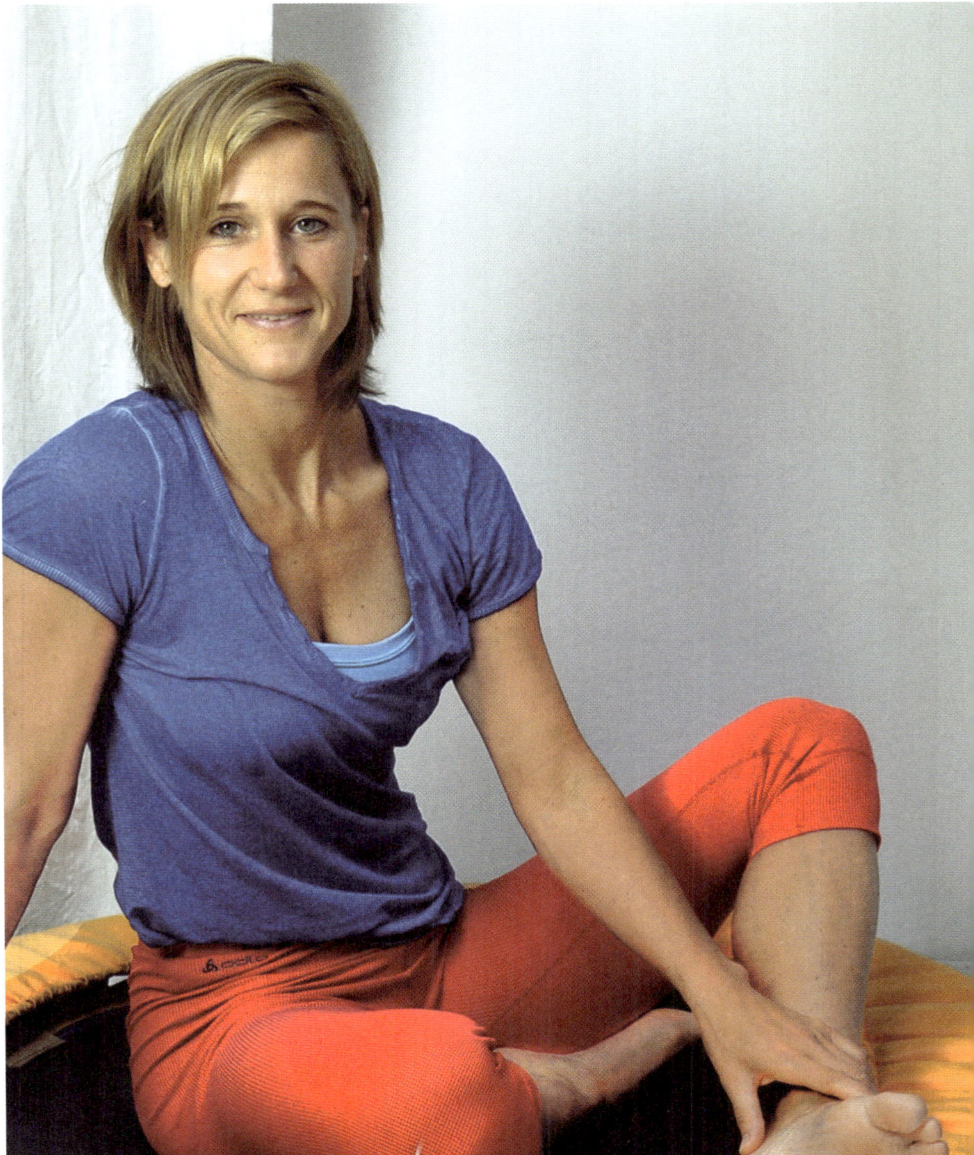

Wer rät denn da?

Kleine Geschichte über den Menschen, der dieses Buch schreibt.

Meine Kindheit verbrachte ich mit Fangen, Klettern, Völkerball, Eins-Zwei-Drei-Um, Versteckspielen und Klingelsturm. Kein Wetter, keine Puppe und schon gar nicht die Hausaufgaben konnten mich drinnen halten. Einzige Ausnahme: *Don Camillo und Peppone.* Zum Glück! denke ich heute. Denn das war für mich der Grundstein. Der Grundstein für ein bewegtes Leben. Die Basis für Bewegungsvielfalt, Beweglichkeit, zwanglose Leistung, Selbstbewusstsein. Diesen Grundstein zu setzen, ist einfach. Und das geht in jedem Alter. Man muss nur einen Schritt nach dem anderen machen, mit der Begeisterung und Neugierde eines Kindes. Holen auch Sie sich ein Stück Ihrer Kindheit zurück, machen Sie eine Reise zurück ins Fühlen, ins Bewegen – lernen Sie Ihren Körper kennen. Ganz neu.

In meiner Jugend war Tischtennis meine Leidenschaft. Einziges Manko: Die Tischtennisplatten standen im Keller unseres Vereinsheims. Niedrige Decken, Neonlicht und muffelige Luft. Nach dem Training zog es mich an die frische Luft, ins Licht … Und da sah ich sie, die Läufer, die auf der 400-Meter-Bahn ihre Bahnen zogen. Anfangs guckte ich nur fasziniert zu. Fasziniert vom Bewegungsfluss, der Grazie mancher Läufer. Dann traute ich mich. Meine ersten Laufschritte barfuß, 800 Meter am Stück. Mann, war ich stolz auf mich! Außer Atem, schwere Beine und lachend. So ging es los. Mit kleinen Schritten, mit wenigen Metern, mit Spaß. Die Lust am Laufen schlich sich heimlich in mein Leben. Es fiel mir immer leichter.

Irgendwann machte ich meinen ersten Waldlauf, in die Bruckerlache, ein kleines Waldstück, durchsetzt von vielen kleinen Pfaden. Mein Orientierungssinn verließ mich. Eine Stunde brauchte ich, bis ich wieder daheim war. „Ich? Eine Stunde laufen? Nie!" Das lag jenseits meiner Grenze, meiner Vorstellung. Bis dato.

Wir haben viele solcher Grenzen im Kopf

Grenzen und Konzepte, die uns einschränken, die unseren Lebensraum, unsere Möglichkeiten einengen. Unseren Bewegungsradius einengen. Grenzen, die uns unbeweglich machen. Traurig machen. Denn wir sind dazu geboren, über uns hinauszuwachsen, Risiken einzugehen, Raum einzunehmen. Das macht das Leben erlebnisreich, lebenswert. Und dazu dient dieses Buch. Es enthält keinen Plan, den Sie unbedingt einhalten müssen – vielmehr ist es ein Vorschlag, eine Möglichkeit, anhand der Sie in Bewegung kommen. Ihre Grenzen überwinden. Ihre Erfolge erleben und stolz auf sich sein können. Bewegung kann nämlich auch für Sie selbstverständlich werden, wie das tägliche Zähneputzen. Und das lohnt sich. Denn Bewegung ist Lebenselixier, Schönheitsmittel, Schmerzpille und Gute-Laune-Droge in einem.

Aus Spaß wurde Leistungssport

Wie es bei mir weiterging? Meine Lauferei wuchs sich zum Triathlon aus. Bestimmt kann man Spaß mit Leistungssport verbinden. Doch mir gelang das nicht. Aus Spaß wurden Wettkämpfe, Pflicht, Druck und Stress.

Mein Studium der Sportwissenschaften (Richtung Rehabilitation, Prävention, Behindertensport) in München machte mich schließlich zur Expertin. Expertin für Bewegungsprogramme, die motivieren, die wenig Zeit kosten und doch effektiv sind. Aus der Lust am Leistungssport und sturem Training entwickelten sich – und dafür bin ich unendlich dankbar – irgendwann endlich Liebe und Verständnis für den Körper.

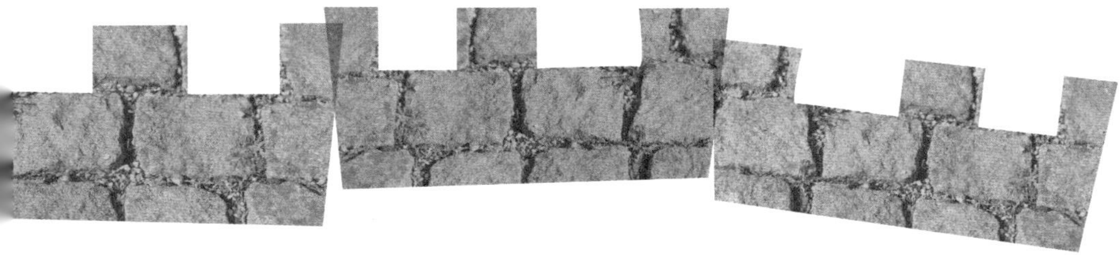

Aus Überehrgeiz wurde Yoga

Sie denken sich vielleicht: Wie kann eine Leistungssportlerin Verständnis für mich aufbringen, für mich, die bisher mit Sport wenig anfangen konnte? Die Zweifel sind berechtigt. Doch auch ich musste mich aufrappeln, von vorne anfangen. Leistungssport, Übertraining, zu viel Ehrgeiz haben mich krank gemacht, energielos. Das Pfeiffersche Drüsenfieber hat mein Leben bestimmt. Bis ich sagte: Schluss jetzt. Ich will wieder Energie, ich will wieder Bewegung. So fing ich nach einer langen Bewegungspause von vorne an, mit Vorsicht und Reinhören in meinen Körper. Dadurch kam ich zum Yoga. Machte eine Ausbildung zur Yoga-Lehrerin. Hörte auf meinen Atem, kam ins Spüren und Fühlen, anstatt zu funktionieren. Ich hörte auf mein Inneres. Zeiten, Tempo, Pulswerte, Platzierungen, ständiges Vergleichen rückten in den Hintergrund. Es ging um mich. So wie früher, als ich mit dem Laufen anfing. Schließlich nahm „Yoga & Run" den Energie spendenden und glücklich machenden Platz in meinem Leben ein. Und daraus habe ich für Sie das „Move & Fun-Programm" entwickelt.

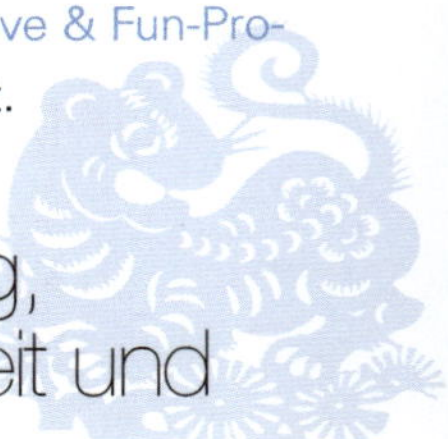

Entwicklung, Zufriedenheit und Wachstum

Bewegung lehrt uns auch, im Fluss zu bleiben. Schenkt Mut zur Veränderung. So bin ich gerade mitten in einer Ausbildung zur Feldenkraislehrerin gelandet. Der Weg geht also weiter. Das ganze Leben. Auch Ihr Weg geht weiter. Auf der Stelle verweilen ist gut, bringt Sicherheit und Überblick. Kurzfristig. Im Grunde ist es aber nichts anderes als eine Voraussetzung, um weitere Schritte voranzugehen. Im Kontakt mit sich, dem Körper, seinen Grenzen, Stärken und Schwächen. So wird es funktionieren. Und die Lust an der Bewegung wird auch in Ihr Leben einziehen.

Ich kann Ihnen nur eines wünschen: Viel Spaß dabei!

Herzlichst
Ihre Holle Bartosch

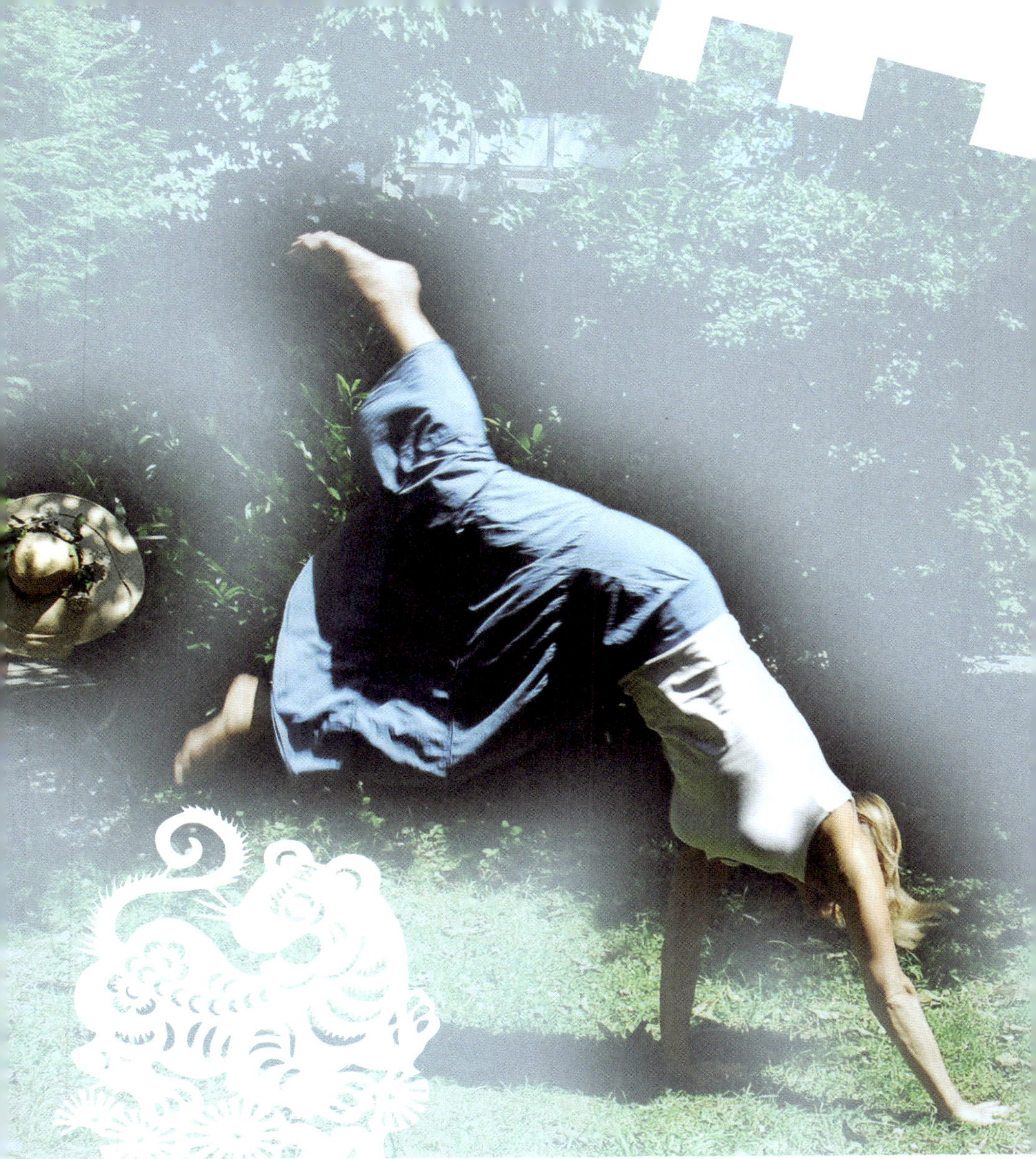

„Lieber Staub aufwirbeln
als Staub ansetzen."
Prof. Hubert Burda

1. was mich bewegt

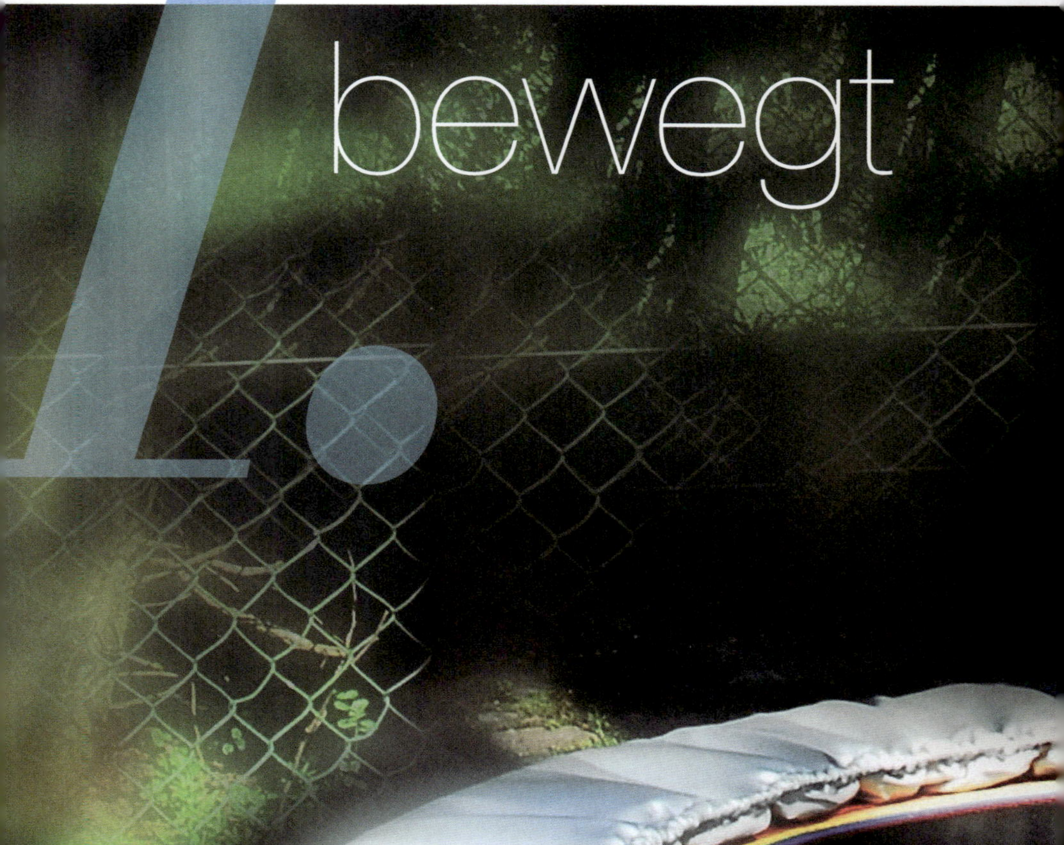

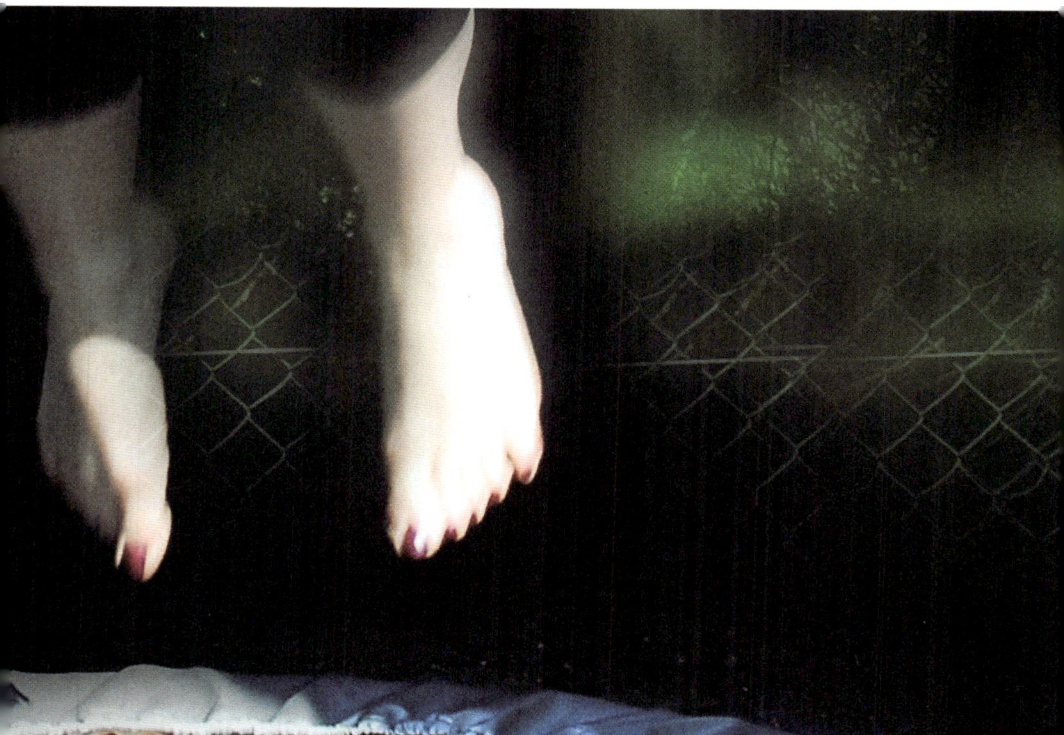

Move & Fun heißt … Der Weg ist das Ziel. Einfach mal hineinfühlen und auch testen, wo Sie stehen – und dann machen Sie sich auf Ihre ganz persönliche Bewegungsreise. Viel Spaß!

Ein Lebebuch

Der Weg ist das Ziel

Ein Lebebuch ist eine neue Buchform. Dieses Buch ist nicht einfach nur zum Lesen und Nachmachen da – Sie gestalten es mit. Sie machen es zu Ihrem eigenen Buch. Füllen es mit Ihren Gedanken, Wahrnehmungen, Ergebnissen und Träumen.
Ich schiebe Sie nur ganz sachte an. Sodass Sie selbst die Lust an der Bewegung in sich wecken. Sie entscheiden jeden Tag selbst, ob Sie mitkommen. Jede Sekunde, wie Sie Ihr Ziel erreichen.
Ich kann Sie ein wenig anstupsen, Ihnen meine Tricks verraten, weil wir natürlich über Gemeinsamkeiten verfügen, beispielsweise über so etwas wie ein schlechtes Gewissen, den inneren Schweinehund … Ich nenne ihn gerne den „Nörgler", weil er uns den Tag vermiesen will, weil er uns vom Spaß abhalten will …

Das kenne ich auch. Und in einem bin ich mittlerweile wirklich Expertin: darin, diese innere Stimme zu überlisten.

In vier Wochen zum Move-Reflex

Mein Wissen und ich versuchen in diesem Büchlein also gemeinsam mit Ihnen, einen kindlichen Reflex wieder erwachen zu lassen. Den Move-Reflex, der die Lust aufkeimen lässt auf mehr Bewegung.

Ich schlage Ihnen im Folgenden ein kleines Bewegungsprogramm vor – für vier Wochen. Denn vier Wochen dauert es, bis man einen Reflex hat. Etwas tut, ohne lange darüber nachzudenken.
Vier Wochen am Stück – unmöglich? Dann legen Sie einfach Pausen ein. Pausen sind willkommen.

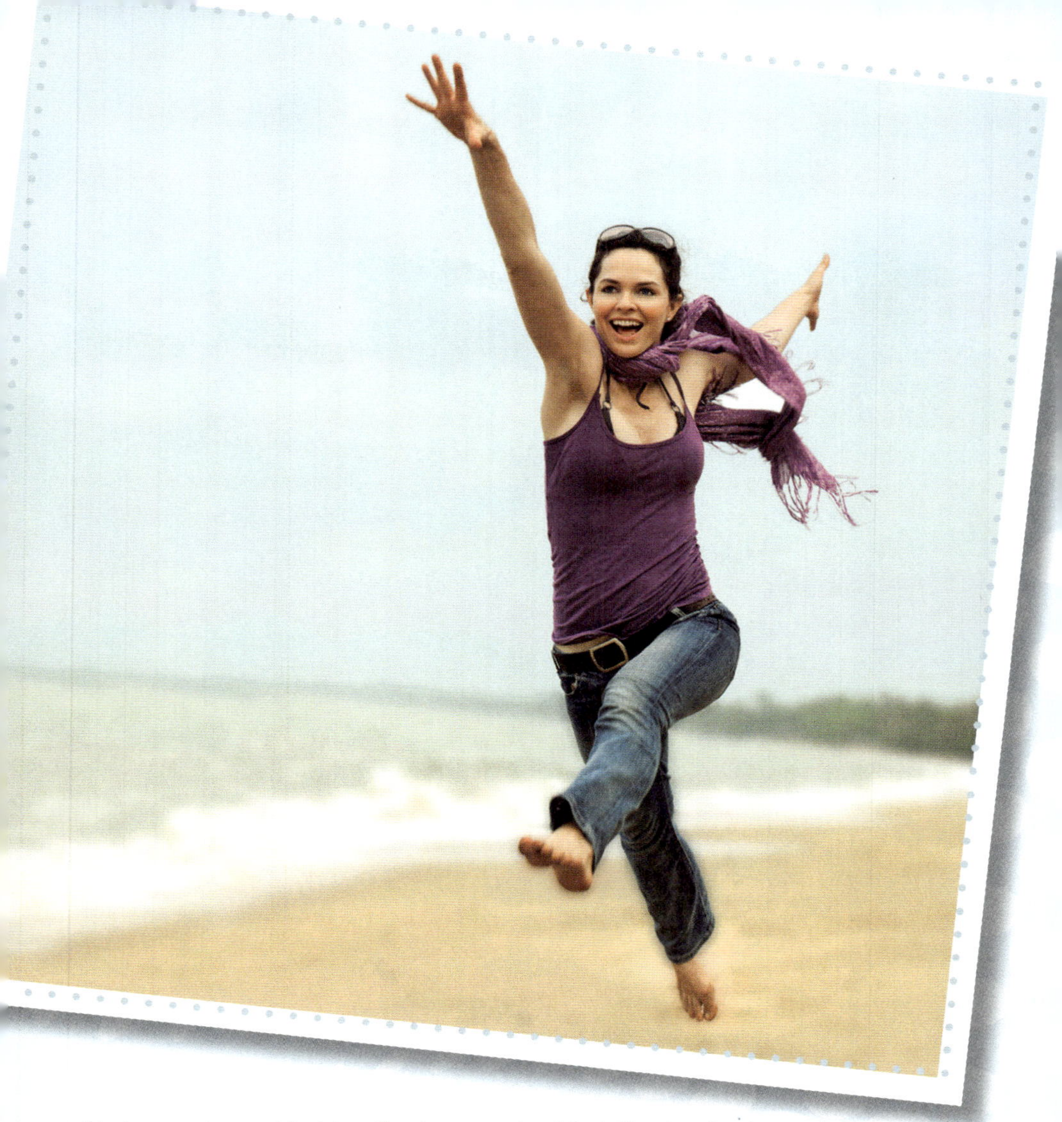

Und zwar ohne schlechtes Gewissen! Schlechtes Gewissen ist der Motivationskiller Nummer 1. Brauchen Sie nicht. Wollen Sie nicht. Das legen Sie einfach ab. Sie basteln sich dafür eine Portion mehr Geduld und Verständnis für sich, Ihren Körper. Denn Sie mögen sich. Sie mögen sich bewegt – und damit liegen Sie voll im Trend.

Schauen wir in die Glaskugel ...

... oder, noch besser, hören wir auf 2620 amerikanische Fitness-Experten. Die haben im Auftrag des American College of Sports Medicine über die Fitness-Trends von morgen abgestimmt. Und das kam dabei heraus:

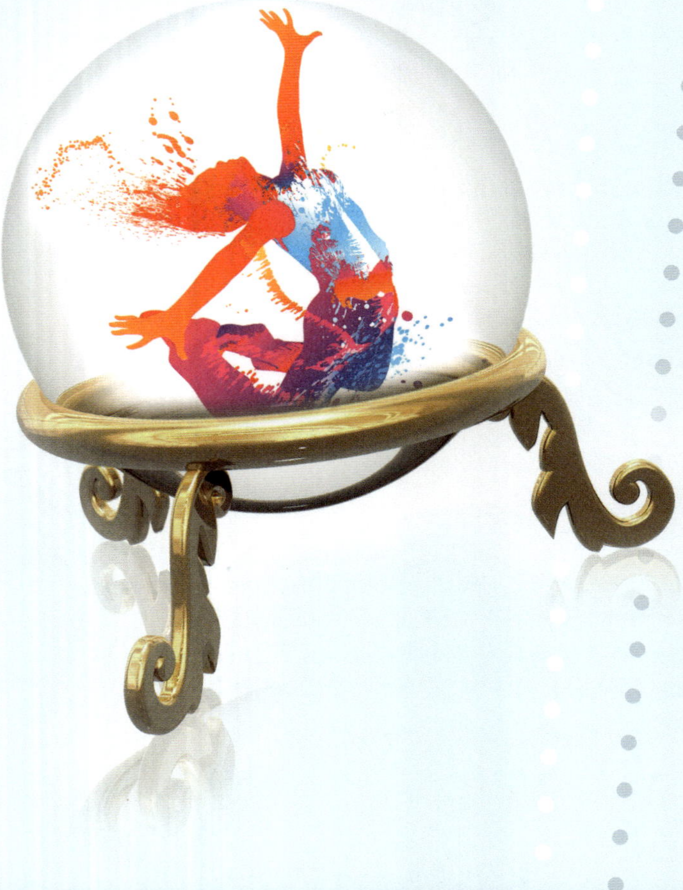

Trend: Bewegung für jeden und überall

Ob als Rehamaßnahme mit Überweisung vom Doc, als Silver-Ager in der Sportgruppe, als Angestellter beim Büro-Yoga oder als Kind beim Schulsport: Jedermann wird in Zukunft ein bewegtes Leben führen. Am besten draußen.

Trend: Muskeln machen

Auch Frauen nehmen die Hanteln in die Hand. Core-Training (Training der Tiefenmuskulatur), Funktionstraining und Krafttraining schenken straffe Konturen, einen gesunden Körper und eine grazile Haltung.

Trend: Profis vertrauen

Man gönnt sich seinen Wellness-Trainer, Diät-Coach oder Personal Trainer – Expertenwissen wird in Zukunft immer wichtiger. Clever und günstig: Holle im Buch.

Trend: Etwas Neues starten

Im Trend ist, wer Neues wagt: die Hüften beim Zumba schwingt, den Parolen des Drill-Instructors standhält oder beim Om seine Mitte findet. Seite 166f. enthält eine Liste mit den angesagtesten Fun-Sportarten.

Mein Move & Fun-Programm für Sie!

Sie bekommen ein aus dem Yoga abgeleitetes kleines Kraft- und Dehnungsprogramm an die Hand, das Ihre Muskeln, Ihre Kraft und Leistungsfähigkeit wachsen lässt. Häppchenweise. Und das den Stoffwechsel, den Lymphfluss, die Leberfunktion etc. auf Touren bringt.
Natürlich darf das Schwesterlein Ausdauer nicht fehlen. Denn dieses Paar ist unschlagbar. Sie wählen: Walken, Trampolin oder Laufen. Egal, was – Hauptsache täglich 30 Minuten (anfangs reichen sogar 15 Minuten), 4 Wochen lang.
Die Move & Fun-Lauftechnik ist übrigens eine ganz natürliche, die Schwerkraft treibt Sie an, hilft Ihnen.
Auch zum Move & Fun-Programm gehören: kleine Wahrnehmungs- und Spüraufgaben. Keine Angst, ich meine hier keine langweiligen Hausaufgaben, sondern lustige, erstaunliche Erlebnisse, die Ihre Neugierde wecken, Ihr Körpergefühl aufpolieren.
Und ebenfalls dazu gehört: ausprobieren. Testen Sie eine Funsportart, die Abwechslung und Freude in Ihren Alltag bringt: Nia, Tae Bo, Slacklinen, Zumba … Doch davon später mehr.

Clever Kombiniertes

Das Move & Fun-Programm, die kluge Kombi aus Yoga, Laufen und Körperwahrnehmungsübungen, ist effektiv, kurzweilig und macht Spaß. Ich versprechen Ihnen: Bewegte Muskeln schenken gute Laune, Lebensenergie und lassen Pfunde purzeln. Sie entscheiden selbst, ob Sie draußen im Park trainieren oder zu Hause, ob nur 15 Minuten oder gleich eine halbe Stunde. Dazu ein Zitat meiner Feldenkraislehrerin Beatriz Walterspiel, das mir sehr geholfen hat:

„Der Weg ist das Ziel, aber oft steht uns das Ziel im Weg."

Sie brauchen ...

Ein wenig Wissen. Um den Spaß an Bewegung wiederzuentdecken, brauchen Sie ein wenig Hintergrundwissen darüber, wie der Körper, der Muskel funktioniert.

Ein bisschen Körpergefühl. Das haben viele von uns mit den Jahren verloren. Es verschwindet mit verkrampften Muskeln, starren Bewegungsmustern und faulen Gewohnheiten. Man kann es wiederentdecken!

Ein wenig Zeit. Sie lernen, Ihre Muskeln mit wenig Aufwand wachsen zu lassen, flexibler und ausdauernder zu werden.

Und Sie gewinnen ...

... viel! Sie nehmen ab – ohne Stress; Mundwinkel und Laune bekommen ein Lifting. Von Ihrer Gesundheit gar nicht zu reden ... Ich nehme Sie in diesem Büchlein an die Hand und mache Ihnen Vorschläge, zeige Möglichkeiten auf. Wie Sie das alles umsetzen, liegt an Ihnen. Sie werden sehen: Es ist gar nicht so schwer.

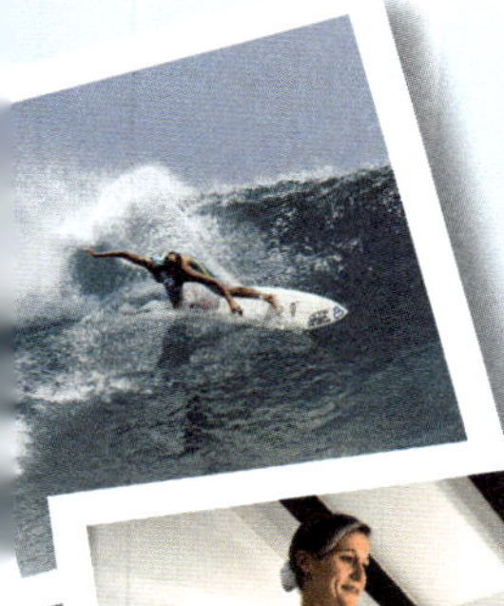

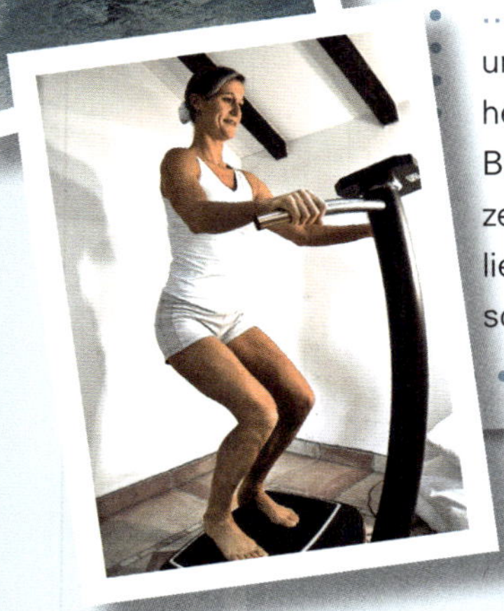

Aktion

Wer bin ich?

Hier rechts kleben Sie bitte ein aktuelles Foto von sich rein.

Wer in ich am ....

20 ....

Welchen Sport mache ich gerne?

....

....

Bewegung ist für mich

....

Meinen Job finde ich

....

Einsamkeit ist für mich

....

Meine Maße:

Oberarm .... cm Bauch .... cm

Hüfte .... cm Oberschenkel .... cm

ich wiege .... kg .... % Fett

Was tut mir gut, was nicht?

Totaler Stress ist für mich

....

Mich freut richtig, wenn

....

Entspannung heißt für mich

....

Wenn ich unglücklich bin, rufe ich an

....

Tel.: ....

Mit wem könnte ich mein Sportprogramm machen?

....

Was möchte ich verändern – und wie sieht mein Ziel aus für folgende Etappen:

Morgen ....

....

in zwei Wochen ....

....

in vier Wochen ....

....

Spieglein, Spieglein an der Wand!

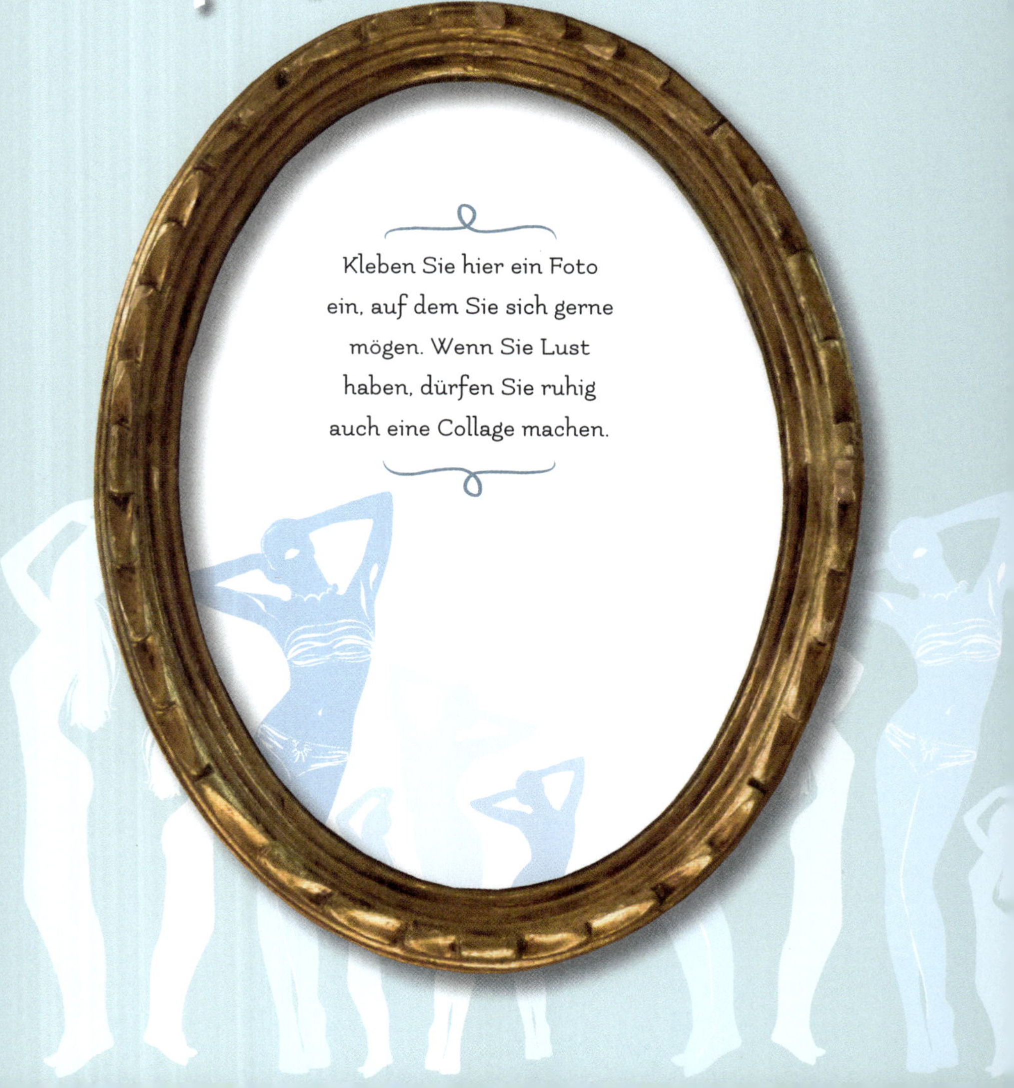

Kleben Sie hier ein Foto ein, auf dem Sie sich gerne mögen. Wenn Sie Lust haben, dürfen Sie ruhig auch eine Collage machen.

„Ich kam nach Hollywood ohne meine Nase korrigiert, die Zähne überkront und meinen Namen geändert zu haben. Das befriedigt mich wirklich.“

Barbra Streisand

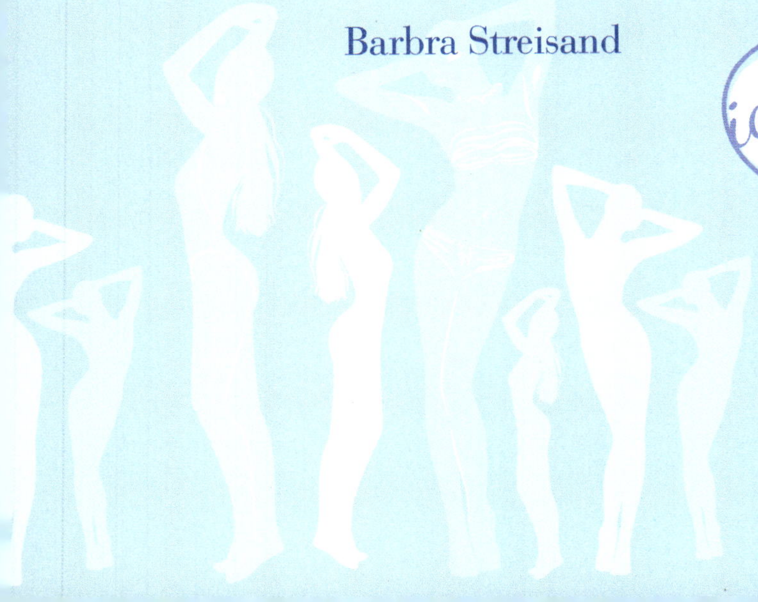

ich mag mich

Lauter „sportliche" Irrtümer

... denen Sie nicht erliegen sollten, weil sie an der Motivation knabbern, den Spaß an der Bewegung rauben – und schlichtweg falsch sind.

1. Muskeltraining macht Frauen zu Walrössern. **FALSCH:** zu Panthern. Geschmeidig, beweglich, balanciert … Nur wer dopt, kriegt maskuline Schultern, grobe Oberschenkel und dicke Arme.

2. Sport macht Hunger. **FALSCH:** Kürzlich entdeckten Forscher, dass das Belohnungszentrum im Gehirn nur dann aktiv Kalorienreiches fordert, wenn man sich ausruht. Durch die Bewegungseinheit wird nur Lust auf etwas Leichtes geweckt.

3. Fett verbrennt erst nach 30 Minuten Bewegung.
EINFACH NUR BLÖDSINN. Fett verbrennt sogar auf der Couch.

4. Muskeln baut man nur an der Kraftmaschine auf. **NEIN. GRUNDFALSCH!** Muskeln baut man im Bett auf. Dann, wenn man schläft. Dann, wenn man tagsüber trainiert hat. Und das geht auch mit dem eigenen Körpergewicht oder einem Flexband.

5. Apfelschorle ist das beste Sportlergetränk?
Für den Profi-Sportler **VIELLEICHT.** Für uns Freizeitsportler ist zu viel Zucker drin. Nehmen Sie lieber Wasser mit einem Hauch Geschmack. Gemixt im Verhältnis 1:10.

6. Schmerzt der Rücken, sollten die Rückenmuskeln dran! **NEE!** Wer Rückenschmerzen vorbeugen will, muss Rücken- und Bauchmuskulatur trainieren.

7. Morgens ist das Training effektiver? **JA, VIELLEICHT** das Ausdauertraining. Muskeln allerdings baut man nachmittags am besten auf. Aber: Das effektivste Training absolviert man dann, wenn man Spaß und Zeit hat.

8. Wer schwitzt, ist nicht fit. **VÖLLIG FALSCH.** Der trainierte Körper reagiert klug, er reguliert über den Schweiß die Temperatur optimal. Verhindert mit seiner körpereigenen Klimaanlage, dass man überhitzt.

9. Sex vor dem Training macht schneller schlapp. **UNSINN!** Hat eher einen positiven Einfluss, mindert die abrufbare Leistung nicht, hebt aber die Laune, die zu „mehr“ antreibt.

10. Mit Krafttraining nimmt man nicht ab. **VÖLLIGER UNSINN!** Intensives Krafttraining bereitet die Grundlage für den Muskelaufbau, aber auch für die Fettverbrennung. Und das gar nicht mal so wenig! Die wachsenden Muskeln treiben den Grundumsatz in die Höhe, sodass im Ruhezustand mehr Fett verbrannt wird. Je mehr Muskelmasse vorhanden ist, desto mehr Fett wird verbrannt. Denn nur Muskeln verbrennen Fett!

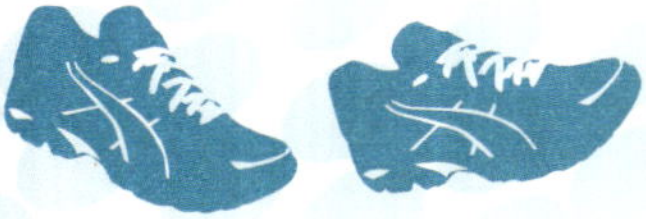

Eine Ode an die freie Bewegung

Die Natur hat Sie mit etwa 656 Muskeln ausgestattet, die Sie jung und gesund halten, wenn Sie sie artgerecht halten. Sprich: sich bewegen. Richtig bewegen. Viele von uns laufen ins Fitness-Studio und hoffen auf einen schlanken Körper und geschmeidige Muskeln. Aber nur Beitrag zahlen und stur die vom Gerät vorgeschriebenen Bewegungen ausführen, hat wenig mit Geschmeidigkeit und Grazie zu tun. Eingepfercht in Geräte, mechanisch übend, werden Sie bald merken: Viel Spaß macht das nicht. Und so richtig gut tut das auch nicht. Ihr Körper braucht nämlich etwas anderes, etwas viel Natürlicheres: Er braucht freie Bewegungen.

Wenn Sie ohne Geräte Ihre Muskeln kräftigen, dynamisch oder haltend, stabilisieren Sie den ganzen Körper in alle Richtungen, und jede Wiederholung fühlt sich ein bisschen anders an. Die Muskeln müssen sich aufeinander einstellen, miteinander kommunizieren. Im Muskel selbst muss die Verständigung unter den Muskelfasern fein abgestimmt sein, damit die Bewegung durch den ganzen Körper fließt und sich harmonisch anfühlt. So lernen Sie mehr über Ihre Haltung, modellieren von Kopf bis Fuß einen beweglichen Körper mit gewinnender Ausstrahlung.

Das Move-Programm: Nimm zwei

Der Muskel braucht beides: Ausdauer und Kraft. Einfach gesagt: Ausdauer für den Stoffwechsel und die Fettverbrennung, Kraft für eine funktionierende Mechanik, ein schützendes Muskelkorsett und Wachstum. Wobei die Kraftentwicklung des Muskels auch von seiner Dehnfähigkeit, der Flexibilität des Körpers, abhängig ist.
All diese Fähigkeiten des Muskels darf man regelmäßig schulen und fördern. Und das tue ich jeden Tag. Das kostet mich wenig. Aber es schenkt mir unendlich viel.

Ich nehme täglich zwei Häppchen. Eines für die Ausdauer, eines für den Muskel. Zum Beispiel: Eine halbe Stunde laufen am Morgen, damit der Tag beschwingt beginnt. Natürlich nüchtern – nur mit einem Glas Wasser im Bauch. So kann die Fettverbrennung auf Hochtouren laufen. Wenn's regnet oder man die Kinder hüten muss, macht man das halt zu Hause auf dem Trampolin. Und dann am Abend ein paar Dehnübungen aus dem Yoga, um die Muskeln flexibel und leitfähig zu halten. Das Krafttraining am nächsten Tag. Auch hier reichen ein paar Minuten.

Das Fun-Programm

Ein wenig Ausdauer, ein bisschen Lach-Yoga, ein paar Spürübungen … polen das Gehirn auf: „Das Leben ist schön". Und dann suchen Sie sich, wenn Sie wollen – Sie müssen nicht, es ist nur ein Angebot – noch eine Sportart aus, die Abwechslung und Freude in Ihr Leben bringt. Die Sie ein oder zwei Mal die Woche machen – um Menschen zu treffen? Um einen Nervenkitzel zu erleben, oder um Spiritualität zu tanken? Die einen finden Ihr Glück im Nia oder Tae Bo, die anderen im Zumba oder Aerial Yoga, die nächsten wollen Slacklinen oder Klettern. Die Bitte-mal-ausprobieren-Liste finden Sie auf Seite 166f.

Und natürlich nicht vergessen:

Bewegung im Alltag: Treppen düsen, Teppich klopfen, zum Bäcker laufen, mit der Katze Bällchen spielen … Ein bewegter Alltag ist das Geheimnis der Menschen, die niemals dick werden. Die förmlich bersten vor innerer Dynamik … Mehr dazu steht auf Seite 136.

> „Es ist unglaublich, wie viel Kraft die Seele dem Körper zu leihen vermag."
>
> Wilhelm von Humboldt

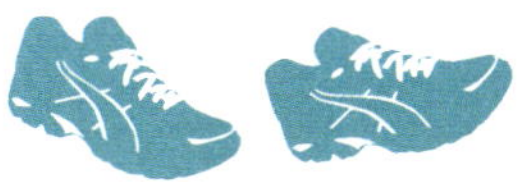

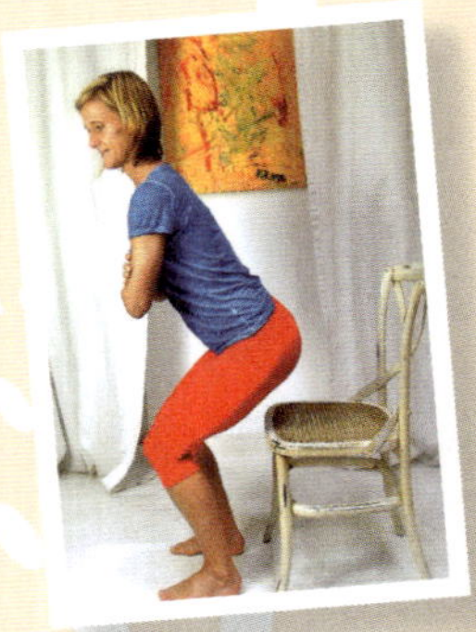

Na, wie fit bin ich denn? Test!

Wie viel Energie und Geschmeidigkeit in Ihren Muskeln stecken, wie standfest Sie sind, wie viel jugendliche Kraft, Dynamik und Grazie in Ihrem Körper wohnen – all das können Sie mit einfachen Tests feststellen. Wollen Sie es wirklich wissen? Na, dann los! Die gute Nachricht: Auch wenn Sie ganz miserabel abschneiden – das wird sich binnen vier Wochen völlig ändern. Auch das beweisen diese Tests, die Sie als stetige Kontrolle ab und an wiederholen dürfen.

Kann ich noch schnell vom Stuhl aufstehen?

Der beste Leistungskraft-Jugendlichkeits-Test ist folgender Chairtest: Setzen Sie sich mit beiden Pobacken auf einen festen Stuhl. Arme über der Brust kreuzen. Nun – so schnell Sie können – fünf Mal aufstehen und wieder hinsetzen. Schaffen Sie das in zehn Sekunden? Wunderbar! Wer das nicht kann, macht die Übung täglich am Schreibtisch, am Mittagstisch, vor dem Fernseher – das trainiert. So können Sie in den nächsten Wochen mal die Leistungsfähigkeit Ihrer Muskulatur überprüfen. Das, was Sie ein Leben lang jung und dynamisch hält. Und: Ab Seite 150 finden Sie das Move & Fun-Powerprogramm für mehr Kraft. Zu Leistungskraft und Jugendlichkeit gehört aber unbedingt auch das Dehnen. Das Programm startet auf Seite 158.

Habe ich genügend Kraft für den Alltag?

Der gute alte Liegestütz ist eines der wertvollsten Kraftmessinstrumente, das die Sportwissenschaft zur Verfügung hat. Völlig ohne Maschinen, überall anwendbar. So geht's: Ihr Körper ist gestreckt, Rumpf und Beine bilden eine Linie.

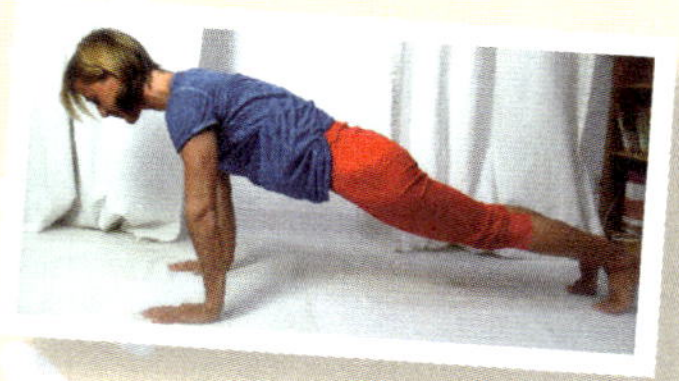

Die Knie liegen am Boden, die Unterschenkel liegen dabei ebenfalls auf. Ihre Hände stehen unter den Schultern auf dem Boden. Senken Sie den Körper langsam und kontrolliert bis unmittelbar über den Boden ab (5 bis 10 cm Abstand). Die Ellenbogen bleiben nahe am Oberkörper, wenn sie sich beugen. Spannen Sie den Bauch an, um ein Hohlkreuz zu vermeiden und hängen Sie nicht in den Schultern durch! Wie viele Liegestütze schaffen Sie in 30 Sekunden? Bitte nicht mogeln!

Auswertung:
Weniger als **13:** Ich muss dringend Kraft tanken!
13-15: Da ist noch Luft nach oben.
16-18: Ich kann ganz zufrieden sein.
19-21: Ich in bin gut drauf.
über **21:**: Ich bin topfit!

Sind meine Muskeln geschmeidig?

Wie laufen Sie über den Laufsteg, der „das Leben" heißt? Grazil, anmutig, geschmeidig – oder eher ein bisschen steif, trampelig? Gleich mal testen, denn auch hier ist es Zeit, das zu ändern. Vorwärtsbeuge: Sie sitzen mit lang gestreckten Beinen auf dem Boden und ziehen die Fußspitzen hoch. Mit dem Ausatmen langsam und kontrolliert so weit wie möglich nach vorne beugen. Messen Sie die Position, die Sie problemlos mindestens drei Sekunden lang halten können.

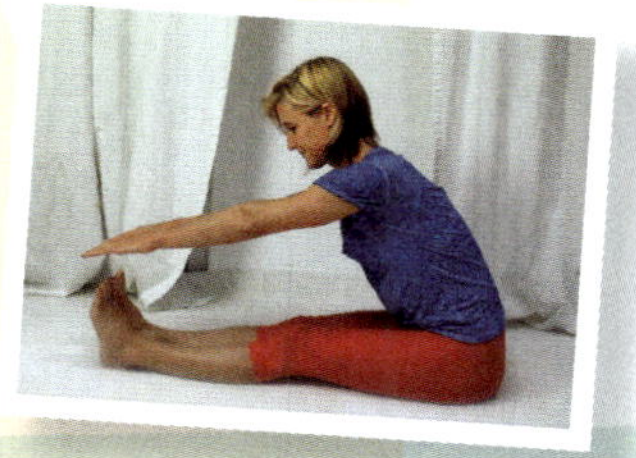

Auswertung:
➤ Der Abstand zu den Zehenspitzen ist größer als die Handlänge? **Sie sollten jeden zweiten Tag das Move & Fun-Dehnprogramm von Seite 158 machen.** ➤ Der Abstand zu den Zehenspitzen entspricht der Handlänge? **Dehnen bitte nicht vernachlässigen.** ➤ Die Fingerspitzen erreichen die Zehenspitzen? **Schon mal ganz gut. Kann man mit unserem Move & Fun-Dehnprogramm wunderbar noch geschmeidiger kriegen.** ➤ Die Hände überragen die Zehenspitzen? **Sie haben geschmeidige, leitfähige Muskeln. Erhalten Sie sich diese bis ins hohe Alter.**

Gehe ich ausbalanciert durchs Leben?

Wenn Ihr Körper ausbalanciert ist, dann ist es auch Ihre Seele – und der Stoffwechsel jeder einzelnen Zelle. Sie werden es nicht glauben, wie ein Balance-Training mehr Standfestigkeit, mehr Selbstsicherheit, mehr Glück ins Leben bringen kann. Drum: Probieren Sie es aus!

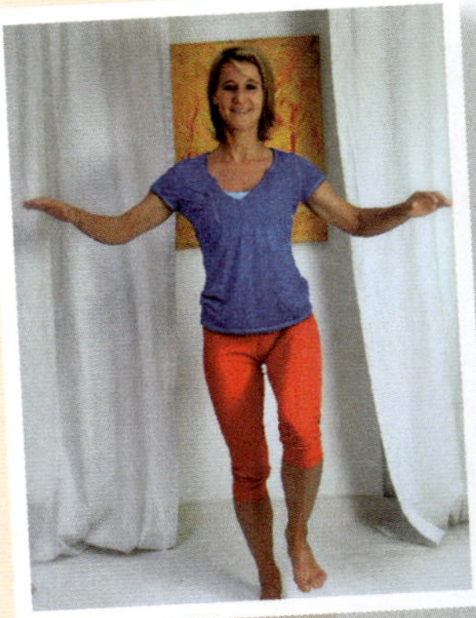

Einbeinstand: Stellen Sie sich barfuß auf einen ebenen Boden. Dann einen Fuß ca. 15 Zentimeter hochheben. Die Hände in die Hüften stützen, mit dem gehobenen Bein nicht das Standbein berühren.

Auswertung:

- Der Einbeinstand kann gar nicht oder nur weniger als 5 Sekunden ausbalanciert werden? **Oh, nun ist es höchste Zeit, etwas für Ihre Balance zu tun! Die trainieren Sie schnell auf dem Mini-Trampolin; irgendwann schaffen Sie es dann auch auf die Slackline.**
- Der Einbeinstand kann 10 Sekunden lang ausbalanciert werden? **Das können Sie mit ein wenig Übung noch besser!**
- Der Einbeinstand kann mindestens 5 Sekunden lang mit geschlossenen Augen ausbalanciert werden? **Sie stehen gut im Leben!**
- Der Einbeinstand kann mindestens 10 Sekunden lang mit geschlossenen Augen ausbalanciert werden? **Perfekt! Sie haut nichts um!**

Und? Wie steht es um Ihre Fitness?

Beschreiben Sie hier mit Ihren eigenen Worten, was Sie gefühlt haben, als Sie den Test gemacht haben. Wie Sie abgeschnitten haben – und was Sie künftig gerne anders hätten ...

Wiederholen Sie den Test jeweils in zwei Wochen und in vier Wochen.

ich mag mich

Veränderung

Faszination entdecken

Grenzen im Kopf rauben uns Bewegungsraum. Lassen den Körper erstarren. Bremsen uns im Leben. Move & Fun heißt auch: Trauen Sie sich, Ihren Grenzen im Kopf auf den Grund zu gehen – ohne sie zu bewerten. Wenn Sie wieder mal irgendeine „blöde" Gewohnheit an sich entdecken, die Sie nervt, gehen Sie nicht so hart mit sich ins Gericht. Sondern staunen Sie erst mal. Staunen Sie wirklich. Und sagen Sie laut: „Faszinierend!" Dabei atmen Sie ja automatisch aus. Und atmen genau den Stress weg, den Sie sich im Clinch mit sich selbst gerade machen wollten.

Wichtig: Schreiben Sie auf, was Sie so fasziniert. Und auch warum. Vielleicht gibt es ein paar Angewohnheiten, die Sie einfach weglassen können, und andere lernen Sie vielleicht auch lieben. Als schrullige kleine Besonderheiten, die ja ein Stück weit auch Ihre Persönlichkeit ausmachen. Nur ein Mensch mit kleinen liebenswerten Ecken und Kanten ist interessant!

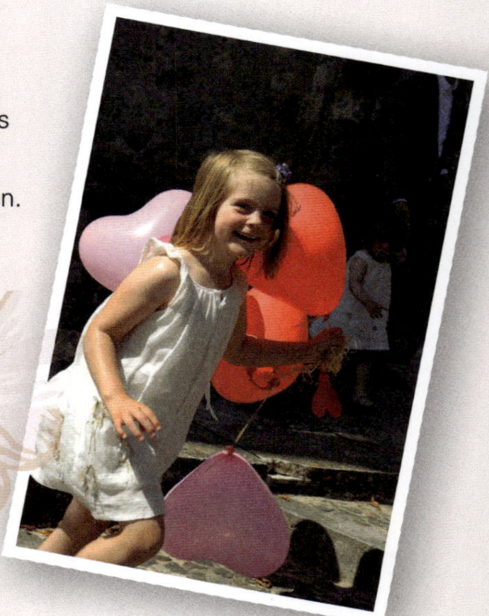

Welche Angewohnheiten finden Sie an sich faszinierend?

Schreiben Sie mal einen Tag lang alle Ihre Angewohnheiten auf, die Sie selbst in Erstaunen versetzen. Und horchen Sie tief in sich hinein: Wie fühlen Sie sich damit? Sind sie wirklich so störend? Gewinnen Sie an Lebensqualität, wenn Sie diese Angewohnheiten ablegen, oder möchte man diese kleine „Persönlichkeits-Ecke" behalten?

Ich bin Langschläfer.
Ich mag nicht zu Fuß gehen.
Ich hab's gerne ein wenig unordentlich.
Ich erledige alles auf den letzten Drücker.

Der Kopf muss mit!

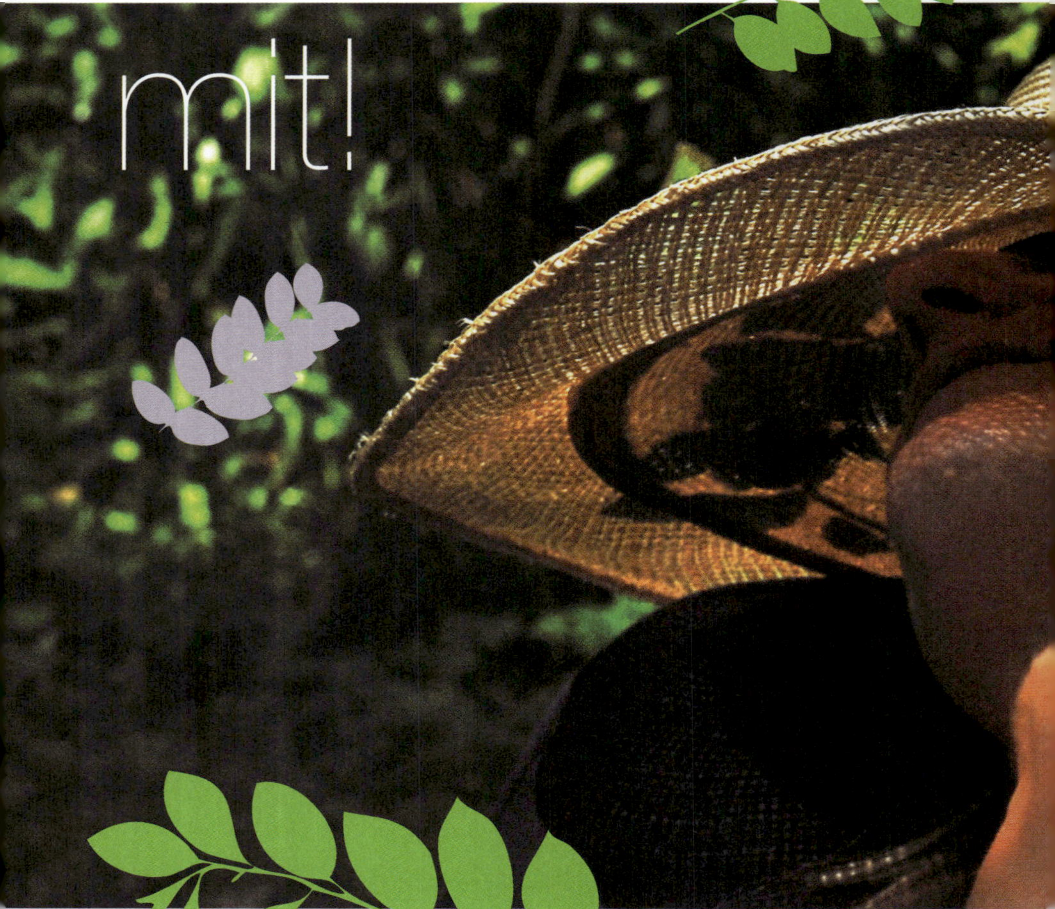

2

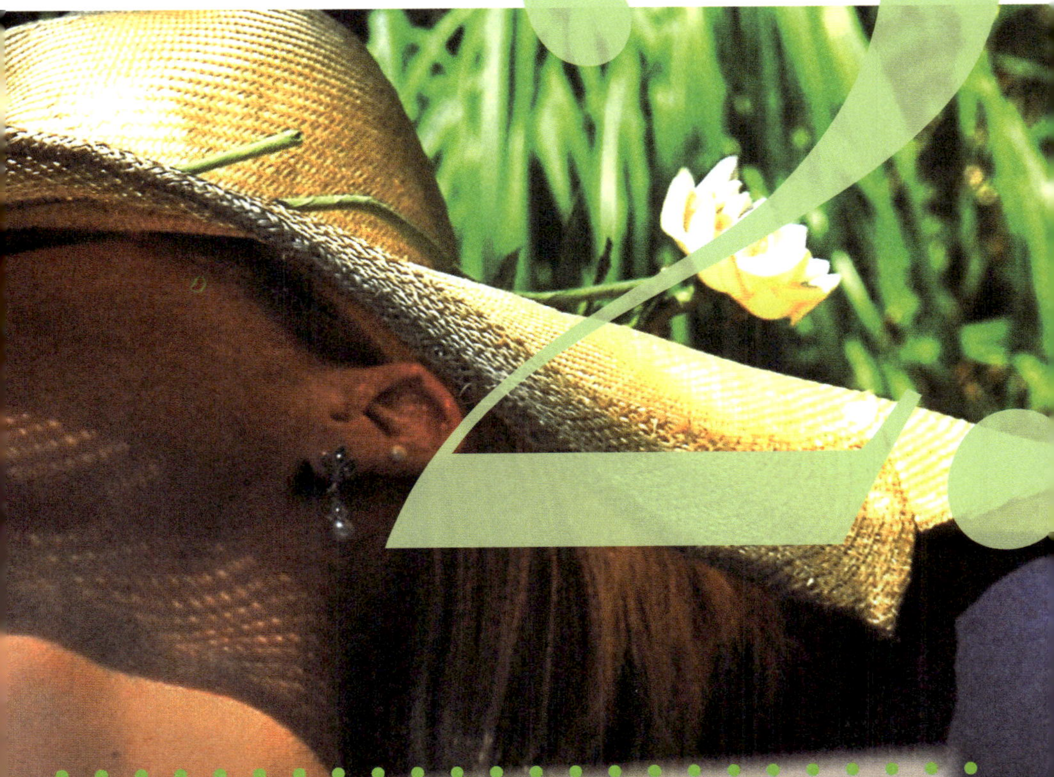

Nehmen Sie die erste Hürde – die sind immer Sie selbst. Im Folgenden bekommen Sie das Rüstzeug an die Hand, wie Sie sich künftig selbst nicht mehr im Weg stehen.

Welche Spaßbremsen liegen auf meinem Weg?

Eine Hürde gibt's immer, die einen in der Bewegungslust ausbremst. Darum macht es besonderen Spaß, einfach drüber hinweg zu sprinten. Fragen Sie sich: Welche Spaßbremse liegt auf meinem Weg? Ankreuzen! Und dann springen Sie ...

Spaßbremse 1: Nicht genug Zeit?

Doch, haben Sie immer! Einfach 30 Minuten früher aufstehen. Der Stolz und die gewonnene Energie tragen Sie über den ganzen Tag. Übrigens: 5 Minuten gehen immer! Und wenn Sie nur für ein paar Sekunden auf der Stelle Vollgas sprinten, während das Fleisch in der Pfanne brutzelt.

Spaßbremse 2: Und wer hütet derweil die Kinder?

Den Überblick über die spielende Horde behält man auf dem Mini-Trampolin ganz einfach.

Spaßbremse 3: Das Wetter ...

Wenn Sie Ihren Klamotten nicht trauen, dann tanzen Sie zur Zumba-DVD, stärken Sie sich mit Gummibändern am Schreibtisch ...

Spaßbremse 4: Schlicht und einfach keine Lust.

Gehen Sie einfach eine Runde spazieren oder drei Minuten aufs Trampolin. Das lockt Serotonin, hellt die Stimmung auf und macht vielleicht ganz natürlich Lust auf mehr.

Test!

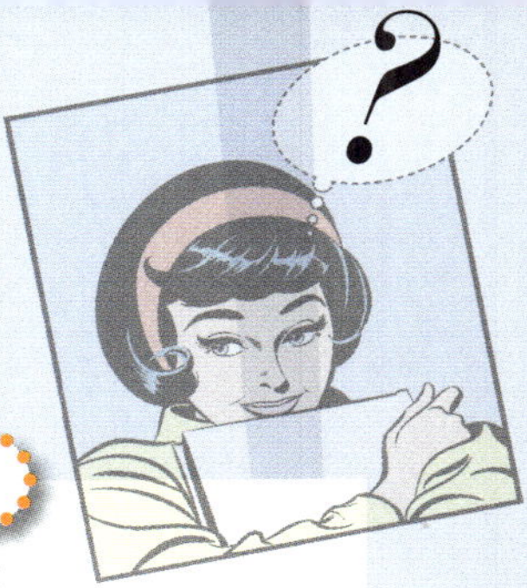

Spaßbremse 5: Immer noch keine Lust.

Dann ist morgen eben ein neuer Tag, an dem ich mich bewegen mag. Und heute mach' ich einen Einkaufsbummel von Geschäft zu Geschäft – wetten, dass der Schrittzähler qualmt!

Spaßbremse 6: Es ist schon wieder dunkel draußen.

Die Furchtlosen ziehen mit Stirnlampe los. Ansonsten hüpfen Sie auf dem Trampolin, stählen Sie Ihren Körper mit dem Muskeltraining, bemühen Sie eine DVD.

Spaßbremse 7: Hunger geht vor …

Tut er nicht! Egal, ob zu viel oder zu wenig im Magen ist – beides dimmt die Lust an der Bewegung. Jetzt verbrennen Ihre zuckerleeren Muskeln besonders viel unliebsame Pölsterchen. Nehmen Sie vorsichtshalber ein paar Trockenfrüchte mit auf den Weg. Die helfen über die halbe Stunde im Wald.

Spaßbremse 8: Fühl mich einfach zu dick …

Jeder fängt einmal an. Und jeder konzentriert sich beim Sport doch auf sich selbst – da muss sich keiner vor Häme fürchten. Auf Seite 104f. finden Sie Tipps, wie man mit (Fitness-)Mode mogelt. Wer sich dann immer noch nicht auf den Laufsteg im Park traut, der macht einfach Home-Fitness.

„Wer ankommt, den belohnt das Gehirn mit Dopamin.“

Aktion

Ich gebe Gas!

Wie werde ich künftig meine PERSÖNLICHEN Spaßbremsen übersprinten? Aufschreiben!

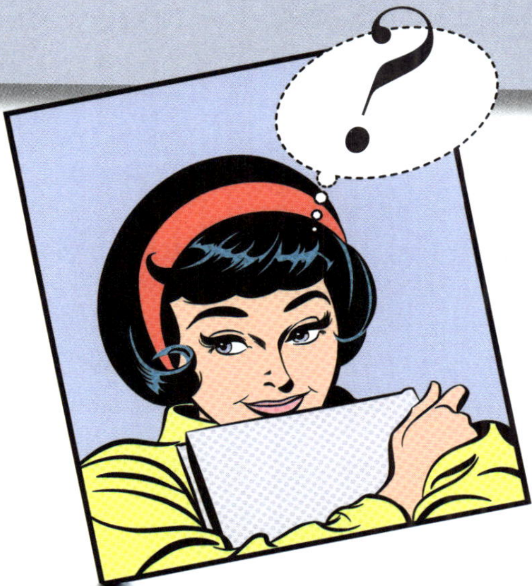

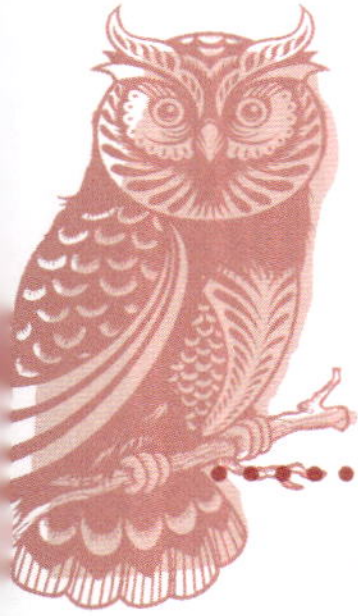

Der Weg zum Überredungskünstler …

Man wird niemals gegen eigene Gefühle und Motive handeln. Heißt: Bewegung muss optimistisch und emotional positiv in unserem Kopf abgespeichert werden. Nur: Wir alle haben einen Nörgler im Ohr. Einen kleinen faulen Sack. Manchmal tönt er laut und penetrant, manchmal säuselnd und verführerisch. In jedem Fall raubt er uns die Energie, uns sofort aufzuraffen und … Als ob man nicht schon genug zu tun hätte … Ich kenne das nur zu gut. Nur dann folgt verlorene Lebenszeit. Nämlich: mit schlechtem Gewissen auf dem Sofa lümmeln. Nichts Halbes und nichts Ganzes. Eben verlorene Lebenszeit.

Auf die Idee, loszulegen komme ich natürlich nicht. Ich hadere lieber weiter mit meinem Dasein, meinen Speckröllchen, meinem Unmut und sinke immer tiefer in das Sofa hinein. Suhle mich in Selbstvorwürfen … Geht auch anders. Mit ein paar Tricks.

Magnetismus umschiffen

Das Sofa besitzt die höchste Anziehungskraft. Hat man sich mit seinem Keksfriedhof erst mal auf der weichen Kissenlandschaft niedergelassen, dann pappt man unweigerlich fest. Keine Chance mehr … Das Heute wird also wieder einmal auf morgen verschoben. Nur: Befriedigend ist das nicht. Das Gewissen …

Ob der Magnet bei Ihnen zu Hause Bett, Sofa, Kühlschrank oder Fernseher heißt, ist egal. Hauptsache: Abstand halten, bevor man in den Wirkungskreis der Anziehung kommt.

Wie das geht? Ja, da fragen Sie eine Expertin. Der Magnetismus kann so stark sein, dass er sich schon an der Haustür bemerkbar macht. Deshalb ist es manchmal wirklich clever, erst gar nicht aufzusperren. Wenn Ihr Magnetfeld zu Hause auch so stark ist, dann sorgen Sie vor:

„Ganz gleich, wie beschwerlich das Gestern war, stets kannst du im Heute von Neuem beginnen."

Buddha

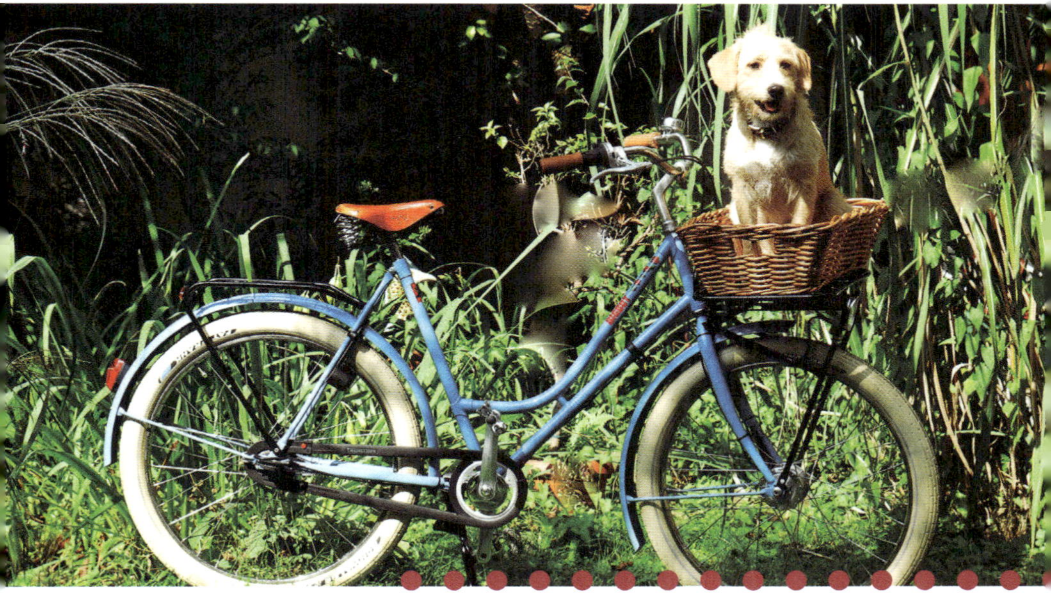

Die Sportklamotten gleich in der Früh einpacken und zur Arbeit mitnehmen, dort umziehen oder im Auto oder im Vereinsheim. Egal wo, Hauptsache nicht zu Hause! Oft ist man nach der Arbeit immer noch bei der Arbeit – zumindest im Kopf. Das ist gut so! So ist der Nörgler im rechten Ohr noch mit dem Computervirus beschäftigt. Folglich fällt es einem nicht mal auf, wenn man rechts abbiegt, ins Wäldchen, in die Laufschuhe schlüpft und losjoggt. Oder: Superklug die öffentlichen Verkehrsmittel zur Arbeit nehmen. Auf dem Rückweg ein paar Stationen früher aussteigen und nach Hause joggen.

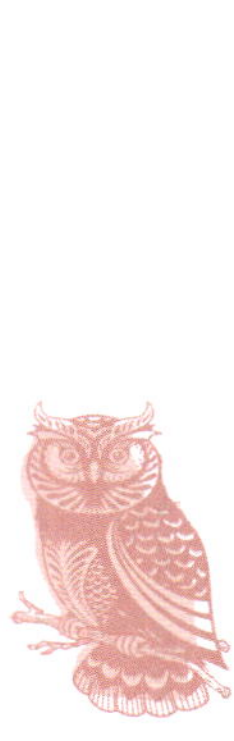

Motiv finden

Prof. Julius Kühl von der Universität Osnabrück ist Persönlichkeits-Psychologe. Er sagt, es gebe drei Motive, die uns dazu bringen, etwas zu tun, was jenseits unserer Trägheitsgrenze liegt.

1. **Macht**
2. **Leistung**
3. **Soziale Beziehungen**

Also, wenn drei Frauen miteinander loslaufen, dann tut das – nach Professor Kühl – die eine aus dem Leistungsmotiv heraus: Ich will ein bisschen schneller werden, die beiden anderen treiben mich an. Die zweite: Möchte gerne gemeinsam etwas unternehmen, hat in der Gruppe am meisten Spaß – und die dritte Frau möchte zeigen, dass sie die Schnellste ist, das Alpha-Tierchen in der Runde.

3 Welches dieser Motive treibt Sie an?

Oder vielleicht ein ganz anderes? Fest steht: Nichts läuft so richtig ohne ein eigenes, persönliches Motiv – ohne das „Warum will ich das denn tun?". Und es muss unbedingt ein Wollen sein. Das Motiv muss einen großen Wert für einen darstellen. Setzen Sie sich jetzt einmal hin und denken Sie ein paar Minuten darüber nach. Und seien Sie ehrlich zu sich. Und das schreiben Sie jetzt hier rein:

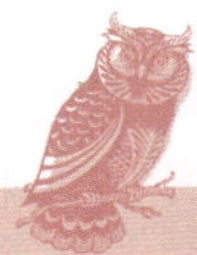

Mein Motiv:

Verbindlichkeiten schaffen

Wenn mehrere gemeinsam ein Ziel verfolgen, entstehen Kraft und Durchhaltewillen. Auch in Ihrem Umfeld wird sich immer einer finden, der gerade heute Motivation für zwei hat. Sie mitzieht. Glauben Sie mir. Ich spreche aus Erfahrung. Die Kunst liegt dann einfach nur darin, sich in diesem Moment mitziehen zu lassen. Wie mich Simon so oft mitgerissen hat. Oder gerade mal wieder Marion und ihr Maxxl. Verabreden Sie sich morgens um 7 oder 8 Uhr im Wald. Kurzfristig absagen ist nicht erlaubt. Triftige Gründe ausgenommen. Das können Sie auch in einem Vertrag festhalten. Bei Zuwiderhandlung kann sich der Sparringpartner dann was Nettes für Sie überlegen.

Es gilt also die Devise: „Wir treffen uns im Wald. Ruf mich heut' morgen bloß nicht an … ich heb' eh nicht ab."

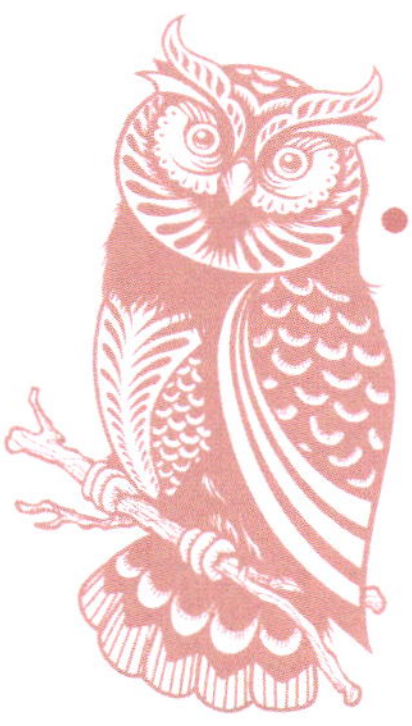

Diese Abmachung lässt Sie die Bettschwere überwinden. Denn die Freundin allein im Wald stehen zu lassen, ist kein feiner Zug. Mir hat das beim Aufstehkampf unter der Bettdecke schon oft echt geholfen.

Hinterlistig abwarten

Machen Sie sich schon mal bereit … als wollten Sie gleich loslegen. Im Grunde genommen ist es ja nur der Schritt über die Türschwelle, der Ihnen so schwerfällt. Also bereit machen. Ablenken. Überlisten. Das sieht so aus: Rein in die Sportklamotten und dann listig abwarten, bis Sie gedanklich mit etwas anderem beschäftigt sind als: „Ich habe keinen Bock, laufen zu gehen, ich will eigentlich gar nicht …" Warten Sie ab, bis sich Ihre Gedanken um etwas anderes drehen – und in diesem Moment, schwups, ab durch die Mitte, zur Tür hinaus. Das war's. Sie haben's geschafft. Das ist alles. Kinderleicht! Und es klappt immer!

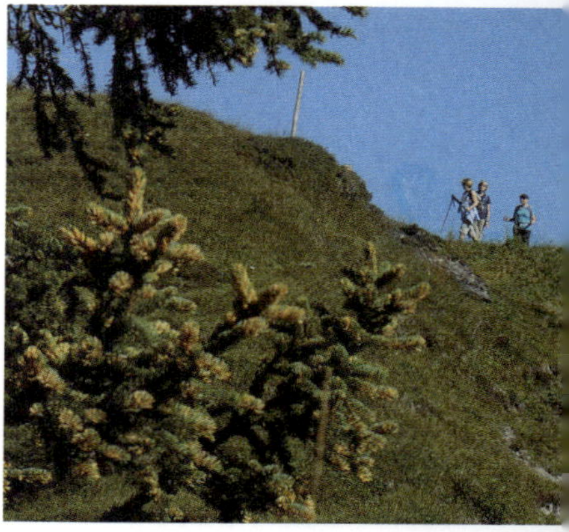

Schon mal gut fühlen

Das Starten fällt bleischwer. Doch das Gefühl danach ist einfach wundervoll: Man fliegt. Der Körper ist herrlich müde, der Geist wach und voller Tatendrang. Die gute Tat am Körper fühlt sich einfach bombig an. Sogar den Hunger hat man sich wohlverdient. Das nenne ich Erfolg auf ganzer Linie! Ruhen in der Mitte. Kühlschrank plündern. Einfach rundum wohlfühlen. Das ist das Gefühl, das mich beim nächsten Mal beflügelt, mich meine Faulheit überwinden lässt. Also konzentrieren Sie sich schon vorher auf das Gefühl danach. Das hält nämlich auch länger an als die paar Minuten Startproblemchen. Probieren Sie es bei der nächsten „Fauler Sack flüstert ins Ohr"-Runde aus!

28 x Belohnung

Belohnen Sie sich mit etwas! Und wenn es nur ein neuer Mankell-Krimi ist, für den Sie 20 Minuten auf dem Trampolin hüpfen oder 30 Minuten draußen walken. Oder: Warum nicht Schokopudding? Oder – auf halber Strecke zu Ihrem Bewegungs-Reflex – ein Paar neue Hosen. Ihnen fällt bestimmt eine gute Belohnung ein. Da bin ich mir sicher. Sie müssen sich ja nur 28 Mal belohnen. An 28 Tagen. Danach verfügen Sie über Ihren Move-Reflex – und der bleibt fürs Leben.

Zielstrebigkeit gegen Verbissenheit

Durchhalten ist gut, hochgesteckte Ziele haben, ist besser. Das spornt an und motiviert. Heißt es! Lese ich oft und denke mir: Vielleicht bin ich ja anders als alle anderen. Bei mir löst ein hohes Ziel Angst aus. Angst, es nicht zu erreichen. Geht es Ihnen auch so? Es gibt Abhilfe. Abhilfe in Form eines Bildes. Wenn das Ziel vor einem steht wie so ein mächtiges Gebirge, wie der Himalaja, dann gibt man höchstwahrscheinlich schon im Basislager auf. Denn man denkt: zu geradeaus, zu

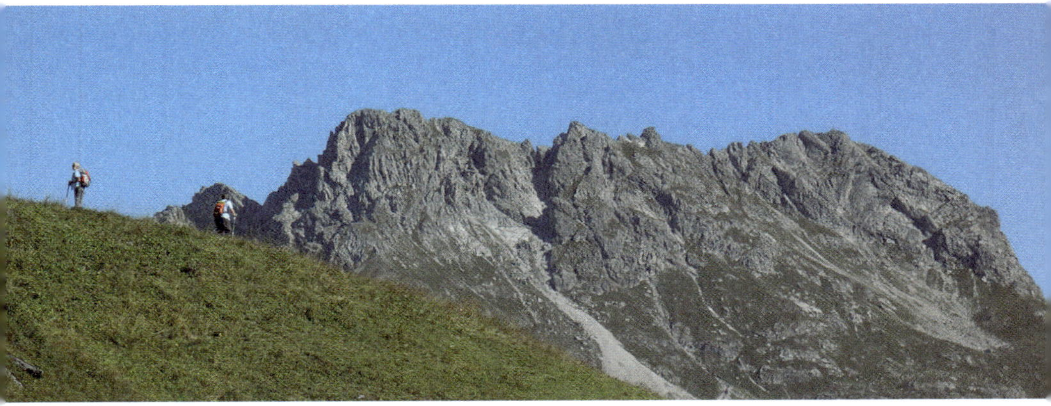

direkt, zu steil zum Gipfel. Doch so ein Berg hat einen Aufstieg. Den sehen Sie nicht auf den ersten Blick. Sie sehen nur diesen riesigen Berg. Und denken: „Verdammt, da muss ich rauf. Wie soll ich das schaffen?" Gucken Sie aber durchs Fernglas, werden Sie kleine geschlängelte Trampelpfade entdecken, die mal rauf- und mal runtergehen, sich im Zickzack allmählich nach oben winden. Warum wohl? Ganz einfach: Ab durch die Mitte und kerzengerade rauf – das klappt selten. Wobei ich zugeben muss, dass äußerst disziplinierte Menschen existieren sollen, die das auch so hinbekommen. Ich gehöre halt nicht dazu. Jedenfalls habe ich dieses Zickzackpfad-Bild vor Augen wenn ich ein Ziel verfolge. Ich weiß, wohin der Weg geht. Und ich weiß, der kürzeste Weg ist weder angenehm noch motivierend. Also gehe ich lieber allmählich nach oben – im Zickzack mit kleinen Verschnaufpausen. Ich genieße die kleinen Pausen, genieße die Aussicht, anstatt stur nach oben zu stiefeln. Ich brauche länger zum Gipfel als andere, aber meine Gesichtszüge bleiben entspannt, und oben angelangt, hab' ich noch genügend Luft, um mich an meinem Erfolg zu freuen. Vielleicht hilft Ihnen das Bild?

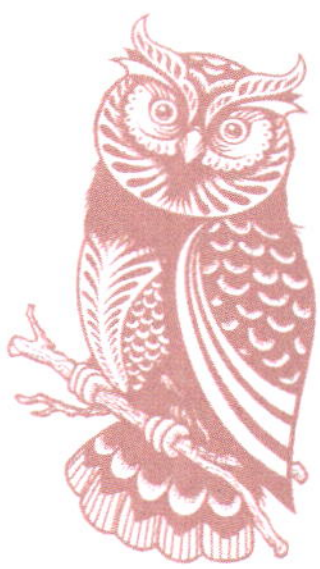

„Nur aufs Ziel zu sehen, verdirbt die Lust am Reisen."

Friedrich Rückert

Und wie wäre es mit einem Tagebuch?

Vergleichen Sie sich nicht ständig mit anderen. Schreiben Sie lieber Veränderungen, die Sie an sich bemerken, auf. Warum nicht in ein Tagebuch. Warum nicht gleich hier hinein … Aber bitte: Kein Klagebuch. „Haben Sie mal ein altes Tagebuch von sich durchgeblättert? Ein Klagebuch. Das man das überhaupt überlebt hat!", sagt Glücks-Experte Eckart von Hirschhausen – und rät zur **Niederschrift des Glücklichseins.**

Nun: Es ist schon einfach gut, wenn Sie wichtige Dinge notieren. Wichtiges, das Sie betrifft. Schön, wenn Sie auch das Positive sehen. Eine Studie zeigt: Wer ein Tagebuch führt, Dinge aufschreibt, die ihm wichtig sind, speckt ganz von alleine ab. Außerdem entstresst es. Lässt einen besser schlafen. Alles wunderbar zuträglich für unsere Gesundheit.

Schreiben Sie Tagebuch. Wer seinen Tag schriftlich niederlegt – und verarbeitet und wichtige Dinge festhält –, ist mit sich im Reinen. Wer über Dinge schreibt, die ihn bewegen, bewegt sein Selbstwertgefühl nach oben. Diesen Tipp haben Sie schon oft genug gelesen. Und immer wieder verworfen, bevor Sie's überhaupt ausprobiert hatten. Ich kenne die Argumente:
Das kostet zu viel Zeit.
Wozu überhaupt?
Ich merke mir das doch alles …

Zeit kostet die kleine Gedankenwerkstatt schon, aber nicht viel. Dafür gewinnen Sie viel: Sie erinnert. Sie tröstet. Sie motiviert. Und sie macht unendlich weise. Beschäftigen Sie sich mit Ihrem Herzen, Ihren getanen Schritten, Ihren Gedanken und Launen … Und gucken Sie sich das dann ruhig von außen an. Und probieren Sie es gleich aus. Mit und in diesem Büchlein.

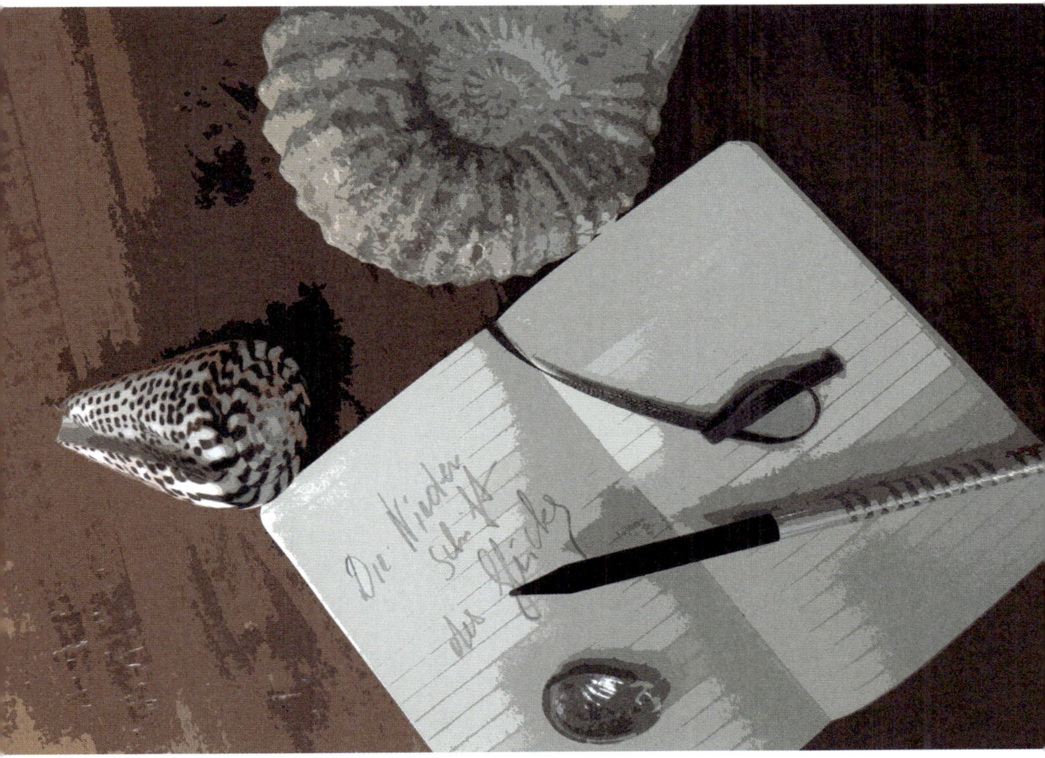

„Eins, zwei, drei
im Sauseschritt läuft die Zeit,
wir laufen mit.“

Wilhelm Busch

Heldengucken. Was treibt die anderen an?

Jeder hat so seine eigene Strategie, Bewegung ins Leben einzuladen – und sich zum Tun zu motivieren. Da kann man was lernen …

Selbstachtung & Vielfalt

Ricky Martin, der Latino-Sänger, sagt: „Alles bringt nichts, wenn du dich nicht selbst liebst. Ich bin erst jetzt nach meinen Coming-out wirklich glücklich und mag meinen Körper mehr denn je." Er achtet auf Vielfalt: Er läuft, stemmt Gewichte und tankt Beweglichkeit & Spiritualität mit Capoeira.

Was Frau von Tim Ferris lernen kann: Effektivität

Tim Ferris ist „eine menschliche Laborratte" (Fit for Fun). Sein Buch: *Der 4-Stunden-Körper.* Seine Selbstversuche sind radikal und meist nur was für absolute Freaks – doch ein paar kleine Tricks kann sich Frau schon bei ihm abgucken.

Körperumwandlung. Geht nicht mit Fernsehgucken und Pralinennaschen. Geht aber mit Diät, Training und Vitalstoffen. Sagt der 4-Stunden-Körper-Ferris. Und verschreibt:

»Vier Protein-Mahlzeiten am Tag. Morgens bereits 30 Gramm Eiweiß. Und dann mindestens 20 Gramm pro Mahlzeit."

„Keine weißen Kohlenhydrate essen (Brot, Reis, Müsli, Kartoffeln, Pasta)." „Erlaubt sind vor allem Proteine (Eier, Huhn, Fisch, mageres Rind- und Schweinefleisch) und Hülsenfrüchte (Linsen und Sojabohnen)."

„Viel Gemüse (Spinat, Blumenkohl, Sauerkraut, Spargel, Brokkoli, Erbsen, grüne Bohnen)."

„Keine Kalorien trinken (nur Wasser, Tee, Kaffee)."

„Die Pose-Technik: Die Laufbewegung ergibt sich aus einem kontrollierten Nach-vorne-Fallen und schnellen Wegziehen der Füße, die unter dem Körperschwerpunkt aufsetzen. Kleine Schritte. Vorteile: Bessere Eigendämpfung, weniger Muskelleistung. Die Schwerkraft treibt voran."

„Krafttraining sollte 2- bis 3-mal in der Woche auf dem Plan stehen und nicht viel Zeit kosten, aber effektiv sein."

Ganz schön klug

Top-Model Heidi Klum gibt in ihrem Buch *Natürlich erfolgreich* 3 wertvolle Tipps zum Thema „Bewegung", die auch etwas sind für Frauen jenseits des Laufstegs:

Das Training muss Spaß machen! Wenn etwas nur pure Pflicht ist, nicht begeistert, bewegen wir uns nicht.

Je älter du wirst, desto dringender brauchst du Bewegung. Jeder sollte versuchen, das gesamte Leben ein bestimmtes Fitness-Level zu halten. Dann schenkt einem der Körper mehr Geschmeidigkeit, mehr Selbstheilungskräfte und mehr Gesundheit.

Gymnastikübungen müssen ausgeglichen sein. Wer sich immer nur auf seine Problemzonen konzentriert, den Körper nicht als Ganzes sieht, der hat weder Stärke noch Ausdruck.

Und noch ein paar Lust-auf-mehr-Ideen:

►► Spice-Girl Mel C verbindet Sport und Spenden. Den London Triathlon 2011 absolvierte sie nicht nur in einer Traum-Zeit, sondern sammelte ganz nebenbei auch noch Geld für einen guten Zweck. Charity-Läufe gibt es auch in Deutschland, damit kann man etwas Gutes für sich und für andere tun.

►► „Beim Sport muss ich schwitzen", sagt Schauspielerin Jessica Biel. Sie geht fünf Mal in der Woche joggen und hat natürlich auch einen Personal-Trainer.

►► Superhelden-Workout: Um sich körperlich auf die Rolle als Action-Heldin Lara Croft vorzubereiten, setzte Angelina Jolie auf ein abwechslungsreiches Training: Cardio-Übungen, Kickboxen, Kanu fahren und Yoga standen auf dem Trainingsplan der sechsfachen Mutter. Wirklich heldenhaft.

►► Die Schauspielerin Alicia Silverstone hält sich mit veganer Ernährung und Yoga in Balance. Dazu macht sie noch Übungen auf dem Mini-Trampolin. „Das ist ein großartiges Work-out und bringt einen zum Lachen", sagt sie.

►► Cindy Crawford unterteilt ihr tägliches Sportprogramm in 20 Minuten Cardio-Training, also walken oder joggen, und 40 Minuten Hanteltraining. Mit dieser Formel hält sie ihre Model-Figur auch nach zwei Kindern.

►► Die Hollywood-Schauspielerin Eva Mendes geht nicht so gerne ins Fitness-Studio, sie joggt lieber in der Nähe ihres Hauses in LA. Dabei lässt sie sich am liebsten von ihrem Hund oder ihrem Nachbarn begleiten.

►► Mit der Trend-Sportart Rope-Yoga bringt sich Sienna Miller in Form. Dabei werden klassische Yoga-Übungen an einem Seil ausgeführt.

„Der Körper ist der Übersetzer der Seele ins Sichtbare."

Christian Morgenstern

Die beliebtesten Helferlein

Kleine Helferlein werden gerne online geshoppt, und Trends lassen sich nun mal ganz einfach auch an Verkaufszahlen messen.

Platz 1: Zumba-DVDs
Platz 2: Flexabänder
Platz 3: kleine Hanteln
Platz 4: Jogging-Begleiter wie Laufschuhe oder Pulsuhr
Platz 5: Yogamatte
Platz 6: Bauchmuskeltrainer
Platz 7: Cross-Trainer
Platz 8: Trampolin
Platz 9: Fahrrad oder Ergometer
Platz 10: Springseil

Aktion

Das bewegt mich …

Nehmen Sie sich jetzt gleich fünf bis zehn Minuten Zeit – und schreiben Sie auf, was Sie in Ihrem Leben bewegt.

Das Wesen des Lebens liegt in der Bewegung, die es weiterpflanzt.

Lernen Sie Ihren Muskel kennen

Kleine Biologiestunde

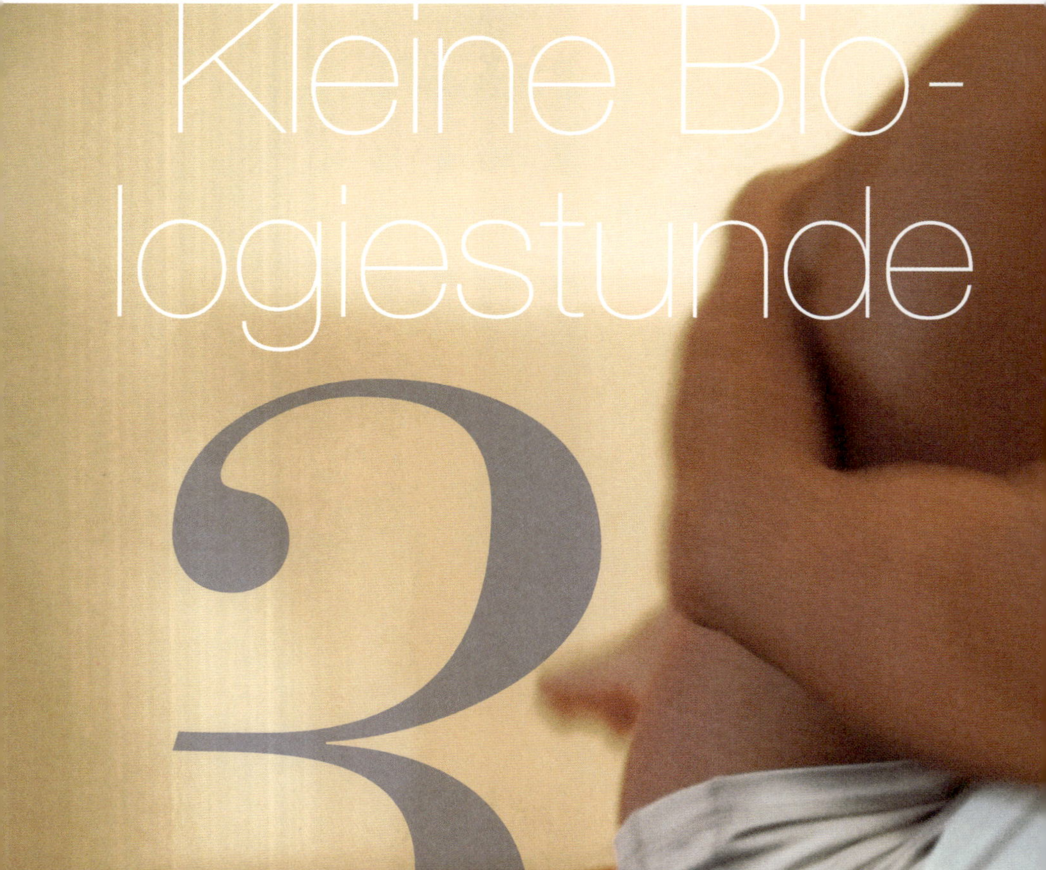

3

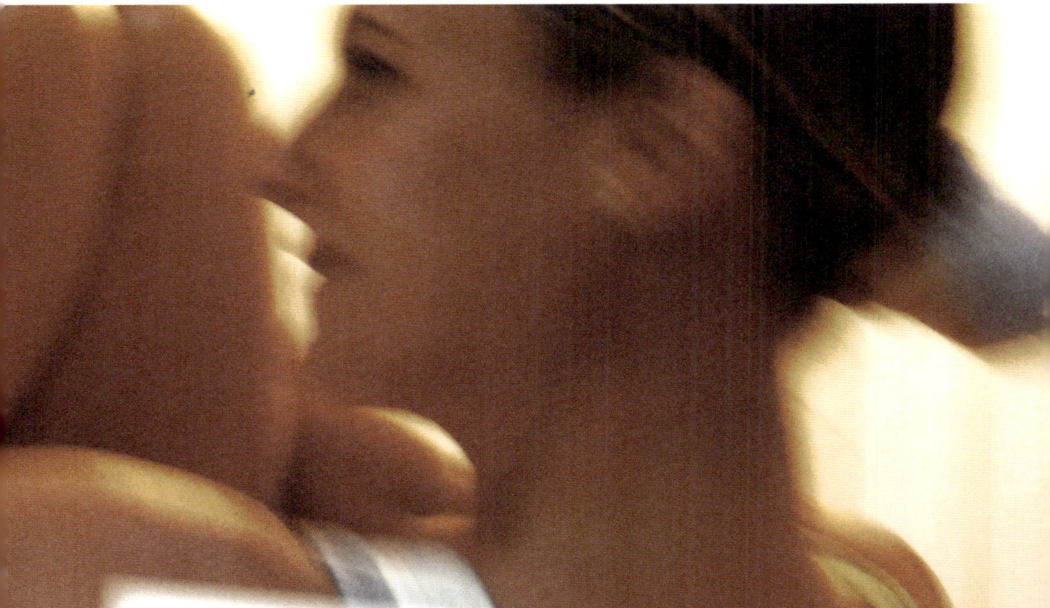

Der Muskel sorgt für anmutige und harmonische Bewegung. Er ermöglicht, dass wir uns rundum wohlfühlen. Ein bewegter Rücken kennt keinen Schmerz. Und der verkrampfte Nacken entspannt. Bewegung stärkt die Knochen, schützt weitaus besser vor Osteoporose als Medikamente. Sarkopenie, der durch Faulheit verursachte Muskelschwund, kann auch im hohen Alter durch Krafttraining rückgängig gemacht werden. Wer Muskeln kräftigt, hält den Gelenkverschleiß auf. Der Muskel macht das Herz leistungsfähig. Er stärkt das Immunsystem. Er hält schlank. Er lässt den Stoffwechsel rund laufen, verbrennt Fette und schützt vor Diabetes. Er macht glücklich und schenkt uns fröhlich stimmende Drogen. Er hält den Kopf fit. Sorgt für Kreativität – und im Gehirn wachsen neue Datenautobahnen.

Test! Wie gut kennen Sie Ihren Körper?

1.

Mehr Fett wird verbrannt …

- ☐ a) auf dem 1oo-Meter-Sprint
- ☐ b) auf der Couch bei „Deutschland sucht den Superstar"

2.

Das Herz ist ein

- ☐ a) Schlauchorgan
- ☐ b) Muskel

3.

Frauenmuskeln wachsen genauso in die Breite wie Männermuskeln, wenn Sie …

- ☐ a) täglich eine halbe Stunde trainieren und Anabolika nehmen
- ☐ b) so richtig hart trainieren

4.

Muskelschwund heißt

- ☐ a) Sakrotan
- ☐ b) Sarkopenie

5.

Muskeln wachsen bis ins hohe Alter von

- ☐ a) 40, wenn man ab 25 täglich ins Fitness-Studio geht
- ☐ b) 99 und älter, wenn man 2 Mal die Woche ein kluges Training macht

6.

Unter „skinny fats" versteht man eine Frau mit

- ☐ a) 50 Kilo, 164 groß, Fettanteil 30 Prozent
- ☐ b) 60 Kilo 160 groß, Fettanteil 21 Prozent

7.

Das Gehirn besteht zum größten Teil aus

- ☐ a) Fett
- ☐ b) Stroh oder Eiweiß

8.

Hängt man Ihre sämtlichen Nerven aneinander, wie weit reicht der Strang?

- ☐ a) Vom Nordpol zum Südpol
- ☐ b) Von der Erde zum Mond und zurück

9.

Wovon ist ein positives Selbstbild abhängig?

- ☐ a) Vom Gewicht
- ☐ b) Vom Tastsinn

Tja, Sie sehen selbst: Zeit für eine Biologie-Stunde!

Richtig ist: 1b, 2b, 3a, 4b, 5b, 6a, 7a, 8b, 9b

GUTE INVESTITION Lebenszins: Muskelkapital

Jeder Banker rät einem, vorzusorgen. Für ein langes, sorgloses Leben. Mit dem Bankkonto tut man das. Sie schließen Sparverträge ab, zahlen in Ihre Altersvorsorge ein.

Und was ist mit Ihrem Körper? Ihrem Gesundheitskonto? Zahlen Sie ein oder leben Sie auf Pump? Sind Sie zufrieden mit sich? Mit der Welt? Sind Sie leistungsfähig? Oder zwickt's im Kreuz? Holt Sie jeder Schnupfenvirus ein?

Ihr Körper ist Ihr kostbarstes Kapital, das Sie schmerzfrei, energiegeladen und gut gelaunt durchs Leben trägt. Bis 30 kein Problem – bis dahin bekommen wir alles umsonst. Ab 30 heißt es aber: Sie buchen ab vom Konto. Und müssen anfangen, ein bisschen Verantwortung zu übernehmen. Die Muskeln pflegen. Aktive, geschmeidige Muskeln tunen den Körper, machen ihn leistungsfähig und ausdauernd.

Und schenken Ihnen so ganz nebenbei: harmonische Bewegungen, gute Haltung, schlanke Silhouette, gute Laune, Glück, all das, was Ihr Leben lebenswert macht. Man muss sich halt ganz einfach nur bewegen.

Muskeln, die Sie nicht nutzen, verschwinden

Bis zu zwei Prozent jährlich. Dieser Muskelschwund nagt an Ihrer Zufriedenheit, Ihrer Unternehmungslust, Ihrem Selbstbewusstsein, kurz und gut: an Ihrer Lebensenergie.

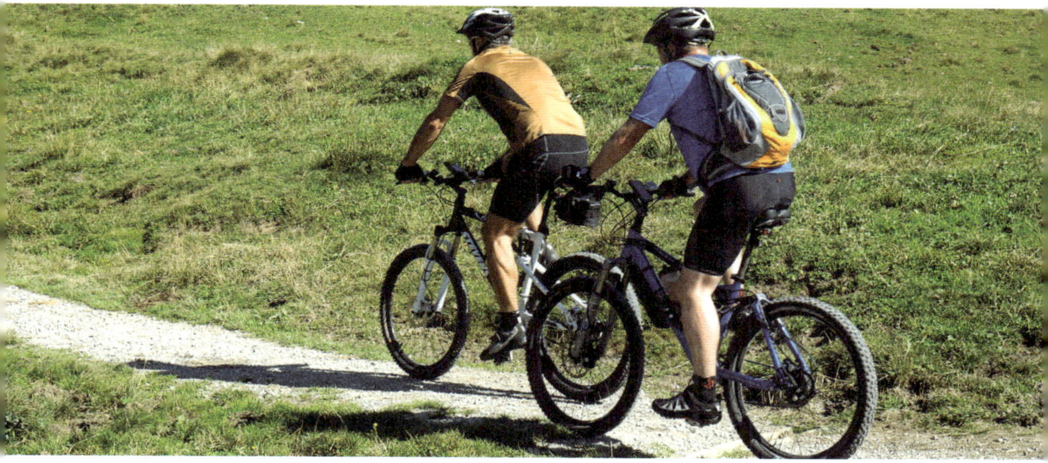

Altern bedeutet für viele von uns: weniger Bewegung, faul werden, selbst begrenzte Möglichkeiten. So gehen Jahr für Jahr kostbare Muskelfasern – pro Jahrzehnt drei Kilogramm Muskelmasse – verloren, die normalerweise für Ihre Lebensenergie schuften, die Ihren Energieumsatz rund um die Uhr ausmachen. Altern heißt: Träge machende Fettinseln ersetzen wertvolle Muskelmasse.

Diesen Muskelschwund nennt man Sarkopenie

Ein Muskel der nicht aktiv ist, schrumpelt und verfettet. Die Folgen? Knochenschwund, kaputte Gelenke, Rollstuhl ... Und das geht schnell! Im Rahmen einer Studie am Kopenhagener Muskelforschungszentrum durften junge Studenten anstatt 10 000 Schritten am Tag nur noch 1000 Schritte laufen. Innerhalb von zwei Wochen hatte jeder von ihnen 1,2 Kilogramm Muskeln verloren. Und nicht nur das: Das Bauchfett war gewachsen.

Wissen Sie, was die gute Nachricht ist? Muskelschwund hat nichts mit Altern zu tun! Beweist die Studie. Muskelzuwachs also auch nicht. Sprich: Es kann jeder, egal, ob man nicht zum „alten Eisen" gehören will oder dem Baby-Speck den Kampf ansagt, den Spieß umdrehen. Man kann Muskeln wachsen lassen, zu jeder Jahreszeit, in jedem Alter ...

Wann der Muskel wächst

Wie bekommt man nun mehr Kraft? Nur durch einen dickeren Muskel. Durch Krafttraining. Sprich: Durch Ärgern des Muskels, bis er zittert – und dann völlig erschöpft ist.

Am Anfang eines Krafttrainings wächst die Kraft, weil immer mehr faul herumliegende Muskelfasern mitarbeiten müssen. Und intern lernen die Muskeln auch dazu. Ziel des Körpers ist es: die Bewegung so ökonomisch wie möglich auszuführen, genau die Zahl der Muskelfasern ins Arbeitsteam zu holen, die ihre Aufgabe optimal lösen. Das nennt man Koordination. Durch diese optimale Koordination kann man mit weniger Kraft die gleiche Aufgabe ausführen. Die Einkaufstüten werden leichter. Die Kraftübungen fallen leichter.

Wie der Muskel wächst

Nach zwei bis drei Wochen Training, wenn genug faule Fasern aktiv sind, dann erst wächst der Muskel. Hanteltraining und Kniebeugen vermehren aber nicht die Anzahl der Muskelfasern, die ist von Geburt an fix. Muskelfasern kann man nur verlieren durch Nichtgebrauch. Ein Muskel kann aber dicker werden, indem sich die vorhandenen Fasern verdicken.

Wenn wir Gewichte stemmen, brechen die Muskelfasern auf. Winzige Risse entstehen, und die locken sogenannte Satellitenzellen an. Das sind schlafende Zellen. Liegen einfach herum und warten darauf, mal gebraucht zu werden. Ja, auch bei Ihnen. Muskeltraining, winzige Muskelrisse, wecken sie auf – sie eilen herbei. Produzieren an der verletzten Stelle Eiweißmaterial für die Reparatur, teilen sich und verschmelzen mit der Muskelfaser. Schenken ihr neue Zellkerne. Und die produzieren wieder Eiweiße – der Muskel wächst.

Grenzerfahrung, Muskelkater & jung im Schlaf

Mehr Kraft bekommt nur, wer immer ein wenig über seine Grenzen geht. Vieles wächst nur, wenn man ein wenig über seine Grenzen geht. Auch das Selbstbewusstsein.

Wer also seinen Muskel mehr beansprucht, als er gewöhnt ist, verletzt ihn. Es entstehen winzige Risse in den Muskelfasern. Stoffwechsel-Abfallprodukte ziehen Wasser aus den benachbarten Geweben an. Es bilden sich Mini-Schwellungen, die Schmerzen auslösen. Das nennt man „Muskelkater". Abhilfe schaffen warme Bäder, leichte Dehnübungen und lockere Bewegung. Doch ein leichter Muskelkater zeigt Ihnen, dass Sie an Ihre Grenzen gegangen sind. Das ist gut so. Also keine Angst vor Muskelziehen. Sie erweitern Ihren körperlichen Horizont.

Bei der Horizonterweiterung hilft Ihnen ein Hormon. Das Wachstumshormon sorgt dafür, dass das zerstörte Muskelgewebe repariert wird. Es geht hoch dosiert auf die Reise und beginnt mit Aufbauarbeiten und Reparaturen. Das kostet Energie. Es verbrennt Fett und verjüngt den ganzen Körper. Fördert Regenerationsprozesse. Diese Regenerationsprozesse finden vor allem im süßen Schlaf nach dem Trainingstag statt. Das Aufräumen und den Abtransport des Zellschrotts übernimmt das Immunsystem.

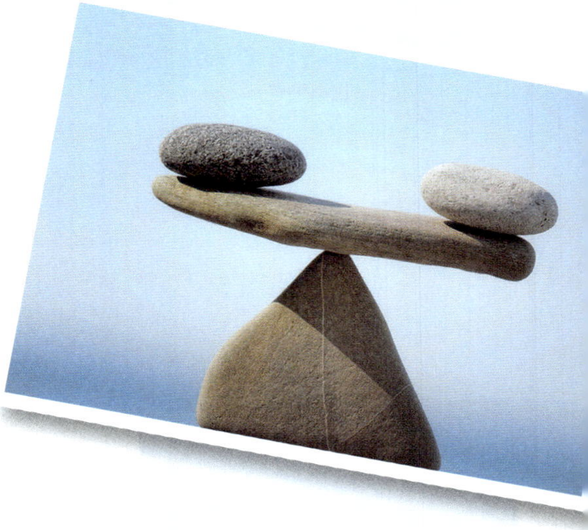

Kann man Muskeln messen?

Sie können. Und Sie sollten auch. Damit Sie gleich sehen, wenn Ihnen von diesem wertvollen Lebenskapital vielleicht etwas verloren geht, weil Sie z. B. gerade die falsche Diät machen. Und dafür gibt es eine Waage, die sowohl den Fett- als auch den Muskelanteil des

Körpers misst. Über Elektroden. Dabei sind die Elektroden auf der Standfläche der Waage angebracht, sodass jeweils ein Fuß auf ein oder zwei Elektroden steht. Die Messung wird übrigens wesentlich genauer, wenn die Waage zusätzliche Elektroden an einem Handgriff hat. So misst man den Fett- und Muskelanteil seines Oberkörpers mit – und lässt den Bauch nicht „unter den Tisch fallen". Bei der Messung fließt Strom – keine Angst, der ist nur ganz schwach – durch den Körper. Flüssigkeiten und Muskulatur bieten weniger Widerstand als Fett. Darum kann sich die Waage aus dem Gesamtwiderstand den Körperfettanteil wunderbar einfach herleiten. Geschlecht, Größe und Gewicht fließen natürlich in die Berechnungen mit ein. Sicher, supergenau ist diese Messung nicht, doch Vergleichswerte und Fortschritt können Sie mit so einer Waage gut dokumentieren. Leisten Sie sich eine gute Fettwaage. Es lohnt sich. Es gibt schon gute Waagen ab 80 € Damit Sie sich auf die Muskel- und Fettmessung verlassen können, sollten Sie ein paar Kleinigkeiten beachten, damit die Schreck-Adrenalindusche ausbleibt.

„Vertraue auf Allah, binde dein Kamel aber lieber an."

Anas Ibn Malik

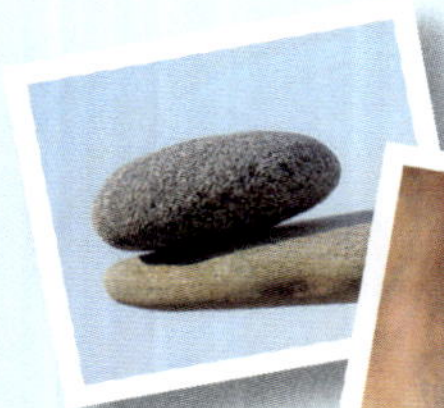

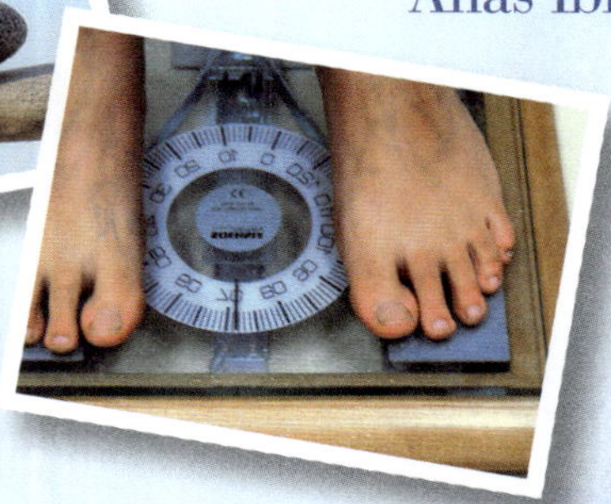

Richtig-Muskelmasse-Messen-Liste

1. Immer zum gleichen Zeitpunkt
2. Nach der Morgentoilette
3. Nackig! Der Fettwert Ihres Kleides interessiert Sie ja nicht.
4. Nach einem Glas Wasser – immer gleich hydriert
5. Vor der Morgendusche. Nasse Haut und/oder Luftfeuchtigkeit im Badezimmer können die Messung verfälschen.
6. Auf gepflegten Füßen – dicke Hornhaut gibt Messfehler.
7. Auf glattem Boden. Weichen Teppichboden oder unebenen Boden mag die Waage gar nicht.

Dynamik, Lebenslust und Energie

... ist das, was ein erfülltes Leben ausmacht. Ich erlebe das mit jedem Waldlauf. Und gucken Sie sich Kinder an, die leben es einem ja vor: sprühend vor Energie, Rad schlagend und hüpfend. Mit dem ganzen Körper lachend. Sie werden kein Kind erleben, dass sich so an den gedeckten Tisch setzt wie ein Erwachsener. Es rennt erst mal um den Tisch herum, klettert den Stuhl rauf und runter, bevor es sich setzt. Und selbst dann sitzt es nicht, es wackelt, schunkelt und rutscht. Wobei ... Lernen Sie von Kindern. Anstatt sie zur Ruhe und zum Stillsitzen zu ermahnen, bauen Sie selbst mal ein paar kleine Zappelphilipp-Runden in Ihr steifes Erwachsenenleben ein. Nutzen Sie Ihre Muskeln, bringen Sie Ihren Körper in Bewegung. Es reichen, der Evolution sei Dank, schon Kleinigkeiten, um Großes zu fühlen. Machen Sie gleich mal die Übung auf der nächsten Seite ...

„Ein großer Mensch ist, wer sein Kinderherz nie verliert.“

James Legge

Aktion

Schnell dynamisch und gut drauf

- Beine mehr als schulterbreit grätschen.
- Nun tief einatmen, Atem anhalten und mit den Fäusten abwechselnd rechts und links auf den Brustkorb trommeln, bis Sie wieder ausatmen müssen.
- Wenn Sie ausatmen, den Oberkörper nach unten zwischen die Beine fallen lassen. Tief ausatmen. Dann mit der Einatmung strecken.
- Strecken Sie sich weit nach oben, heben Sie die Arme, öffnen Sie den Brustkorb und atmen Sie tief ein. Atem anhalten und wieder trommeln.
- Drei Mal.
- Und nun spüren Sie in Ihre Laune hinein ...

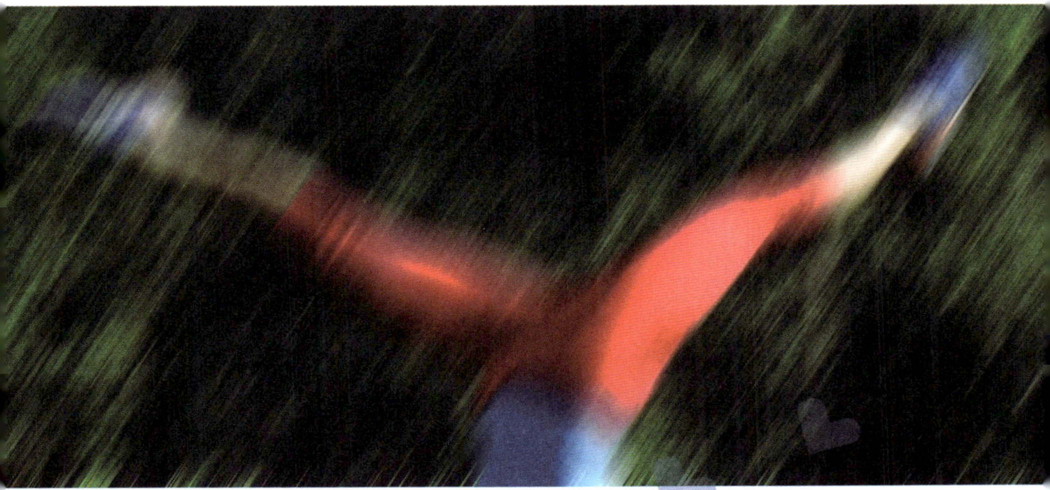

Weibliche Frauenpower

Viele von uns kneifen skeptisch die Augen zusammen, wenn sie das Wort „Krafttraining“ hören. Denken an unweibliche Muskelberge. An vermännlichte Bodybuilderinnen: der Körper gestählt, keine weiblichen Rundungen, die Gesichtszüge hart. Davon träumt keine Frau. Okay, okay, kaum eine. Mit ehrlicher Muskelpflege, ohne Testosteronspritzen, Anabolika und Co. wachsen die weiblichen Muskeln natürlich auch nicht so stark. Dafür haben wir einfach nicht genügend Testosteron im Blut. Wir verfügen nur über ein Zehntel des Muskel aufbauenden Hormons im Vergleich zu Männern. Also haben wir keine Muskelberge zu fürchten, und über Problemzonen sollten wir nicht länger jammern. Denn neueste Studien zeigen: Der Muskel kann sie beseitigen. Der bewegte Muskel verbrennt in seiner Nähe rundherum das Fett.

„Zum Erfolg gibt es keinen Lift. Man muss die Treppe benutzen.“

Emil Oesch

Das Lifting von innen

Wir Frauen haben anteilig zum Körpergewicht weniger Muskelmasse, dafür mehr hübsche weiche Rundungen. Während beim bewegten Mann die Muskulatur 50 Prozent des Körpergewichts ausmacht, sind es bei der Frau nur 35 bis 40 Prozent. Mit Sitzmarathons vor Fernseher oder PC schrumpeln männliche wie weibliche Muskel-Prozente dahin. Auf meinen Yoga & Run-Workshops habe ich oft Frauen mit nur 20 Prozent Muskelmasse gesehen. Das ist sehr, sehr traurig, weil die Mädels nicht mehr lange gut aussehen. Und sehr wenig Energie haben. Die normale Waage zeigt nämlich nicht, dass sie innen drin schon total verfettet sind. Muskulatur wurde durch Fettinseln ersetzt. Und dann dauert es nicht mehr lange, bis sich Bauch und Hüften wölben. Weil nicht vorhandene Muskeln auch kein Fett mehr verbrennen.
Was tut sich im Frauenmuskel? Die Zahl der Muskeln verändert sich natürlich nicht. Es bleiben 656.

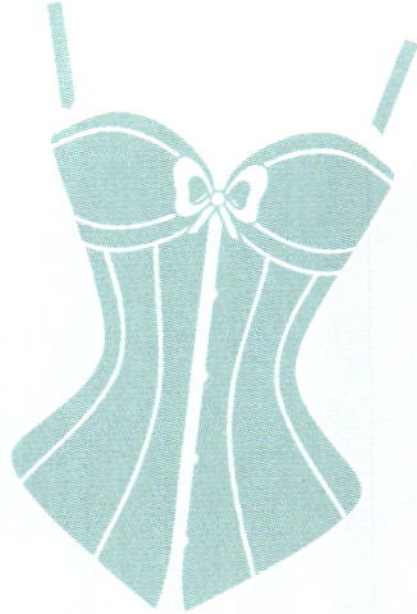

Und die werden in unseren Armen und Beinen und Bäuchen durch das Training nicht groß und dick, sondern schlanker und fester. In jedem Alter. Und das ist gut so. Das wollen wir. Das sieht einfach toll aus. Ist gesund.

Wenn Sie nach zwei, drei Wochen bemerken, dass Ihre Jeans ein wenig strammer sitzt, heißt das also nicht, dass Po und Oberschenkel gewachsen sind. Sondern: Die Muskeln haben nur gelernt, gut zusammenzuspielen, haben gelernt, jede Faser zu nutzen, auch diejenigen, die faul herumlagen. Heißt: Die Muskeln haben die Spannung wiedergewonnen, die sie eigentlich immer haben sollten, anstatt schlaff herunterzuhängen. Sie spannen sich, machen den Körper straff, die Haut, die Cellulite-Dellen. Also haben Sie nichts anderes als ein Lifting von innen.

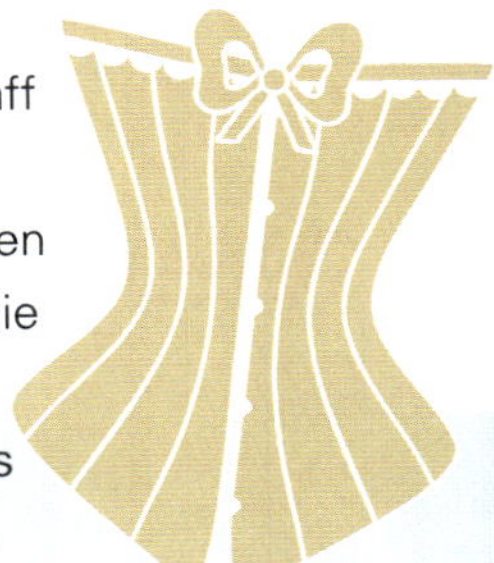

Muskelwachstum tritt erst nach vier bis sechs Wochen ein – und man wird täglich jünger.

„Kraftübungen verjüngen das Muskelgewebe, die Alterung der Mitochondrien lässt sich um Jahre zurückdrehen.", sagt Dr. Mark Tarnopolsky, von der McMaster University im kanadischen Hamilton. Viele Mitochondrien bedeutet viele Energiekraftwerke, die auch unser Fett verbrennen und uns Power schenken – und auch noch straffer und jünger werden lassen. Sie wollen einen straffen Körper, einen Knackpo, eine schöne Taille und Pfirsich-Oberschenkelhaut. Verstehe ich. Will ich auch. Deswegen bewege ich mich. Jeden Tag. Und beim Muskeltraining beiß' ich auch ein wenig die Zähne zusammen. Das Kraftprogramm finden Sie auf Seite 150.

Tipp

Ich gebe meinen Mitochondrien Futter zum Wachsen. Das Wunderfutter heißt Magnesium, was übrigens auch bei verkrampften Muskeln hilft. Wer unter Magnesiummangel leidet, hält auch seine Mitochondrien klein.

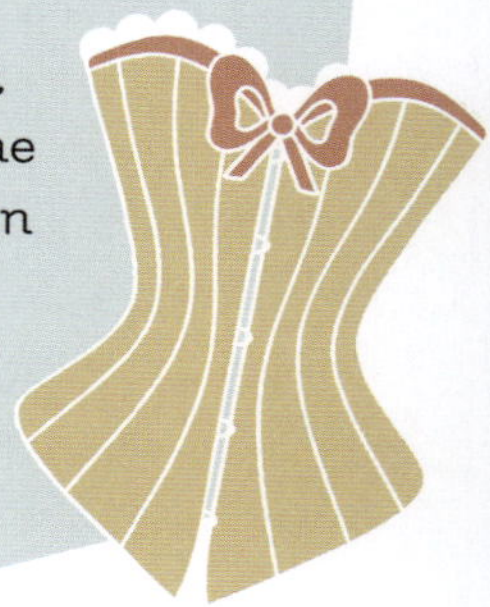

„Wer denkt an die Frauen? Niemand! So müssen sie denn selbst an sich denken – allein das führt zum besten Resultat."

Ida Hahn-Hahn

Push-up: Fröhlich gegen die Schwerkraft

Fächern Sie sich gleich mal mit kreisenden Armen Luft vom Bauchnabel nach oben zu. Gleichzeitig auf den Zehenspitzen nach oben federn. Zehn Mal!
Mit allen Gesten und Bewegungen, bei denen etwas in die Höhe geht, hebt sich auch unsere Stimmung. Kinder bewegen meist den ganzen Tag ihre Arme in die Höhe: winken, fangen, schwingen und zeigen, wie groß sie schon sind. Bei Erwachsenen sind diese Gesten seltener zu beobachten. Leider, denn das Überwinden der Schwerkraft ist ein kraftvoller Akt, der zeigt, wie viel Energie in uns steckt. Stärke, Selbstbewusstsein und Freude kommen so zum Ausdruck. Vom starken Signal „Daumen hoch" bis zu „Fußspitze leicht hieven".
Wenn man Spaß hat, gehen die Hände ganz von alleine in die Höhe. Sei es beim Bejubeln des Tors, des Stars, beim ausgelassenen Tanzen oder beim freudigen Zuwinken.
Give me five macht der Sportler nach dem Sieg, und der Junge mit dem Vater. Wenn man Gesten gegen die Schwerkraft bewusst in den Alltag einbaut, erntet man automatisch Fröhlichkeit, Stärke und Glück. Jetzt wissen Sie auch, warum das Trampolin so fröhlich macht! Und der Push-up. Forscher der Uni Manchester haben herausgefunden, dass Push-up-BHs nicht nur Brüste pushen, sondern auch noch unser Selbstbewusstsein. Und zwar um satte 75 Prozent! Finde ich herrlich, was so alles untersucht wird … Nun, wie immer muss man natürlich auch hier nachschauen, wer die Studie finanziert: Bei dieser war es der Dessous-Hersteller Gossard, der zufällig zur selben Zeit seinen neuen „Superego-bust-bra" herausbrachte. Nun, meine Damen: Machen Sie einfach das Move & Fun-Programm!
Auf Seite 138 geht es los …

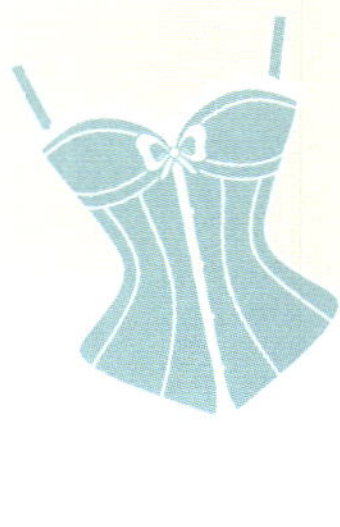

Veränderung

Spielen wie die Kinder

Werden Sie täglich ein paar Minuten zum Kind, um in den Kindermodus und damit auch in den natürlichen Bewegungsmodus zu kommen: Kinder fantasieren, stellen sich die Fugen zwischen den Pflastersteinen auf dem Bürgersteig als tiefe dunkle Gräben vor, die man nicht mit den Füßen berühren darf. Oder: Ein Hut, ein Stock ein Regenschirm – und vorwärts, rückwärts, seitwärts, ran … Erinnern Sie sich noch? Solche Spiele zaubern einem ein Lächeln ins Gesicht. Machen leichtfüßig, gut gelaunt und auf ganz natürliche Weise Lust auf mehr. Übrigens ein wunderbares Gesellschaftsspiel auf dem Sonntagsspaziergang mit Freunden oder der Familie.

Welche Bewegungsspiele kennen Sie noch? „Ochs am Berg“? „Die Reise nach Jerusalem“? … Kramen Sie in Ihren Erinnerungen! Stellen Sie gleich mal eine Liste zusammen von bewegten Dingen, die Sie als Kind getan haben. Ob balancieren auf dem Bordstein, den Abhang runterrollen, Gummitwist, Hüpfspiele … Und suchen Sie sich in Ihrem Bekanntenkreis erwachsene Kinder, die gerne mitspielen.

In jedem Fall nehmen Sie sich vor, künftig jeden Tag ein Mal kindlich, neugierig und offen zu sein. Im natürlichen Bewegungsmodus.

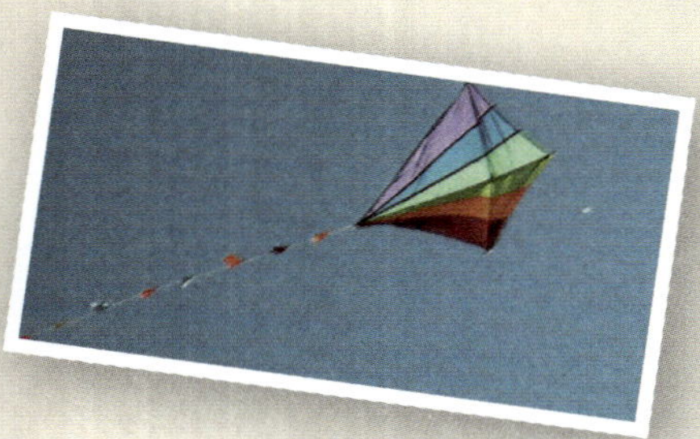

An welche Bewegungsspiele erinnern Sie sich?

Wie der Muskel schlank macht

Im Trend: Das Bräute-Bootcamp

Die It-Girls Kim Kardashian und Nicole Ritchie trainierten kräftig für die Traum-Hochzeits-Traum-Figur, um später schlank vom Hochglanzcover zu lächeln. Nun haben pfiffige Marketingmenschen auch Normal-Bräute als Zielgruppe für Sportkurse entdeckt. Manche Damen turnen sich zusammen mit Schwiegermutter, Trauzeugin und Weddingplanerin ins Traumkleid. Zu Sit-ups, Liegestütz und Co. treibt die Bräute nur ein Ziel an: ohne Winkeärmchen aus der Kutsche hoheitlich die Menge zu grüßen. Egal, ob Braut oder nicht Braut – wer abnehmen will, der muss einfach seinen Muskel bemühen. Und zwar auf clevere Art und Weise.

Ihr Körper, Ihre Muskeln holen sich die Energie aus Zucker und Fett, zerlegen sie in die kleinste Energieeinheit: ATP, Adenosintriphosphat. Den Zündstoff des Lebens. Ihrem Körper ist es egal, woher der Zündstoff kommt – Ihnen und Ihren Fettpölsterchen, die sich an ungewollten Stellen breitmachen, vielleicht nicht.

Nur die Muskeln verheizen Fett in nennenswerten Mengen, wandeln es in Wärme, Wasser, Kohlendioxid und Bewegungsenergie um. Die Umwandlung der Fettsäuren in Lebensenergie findet in den Mitochondrien statt. In jeder Muskelzelle stecken ein paar von diesen Kraftwerken. Doch erst mal müssen die Fette dorthin gelangen. Fettzellen schleusen gespeicherte Fettsäuren ins Blut, ein Bio-Taxi bringt das Fett zur Muskelzelle –

und von dort muss es zu den Energiekraftwerken, den sogenannten Mitochondrien.

Unsere Energietanks

Der schnellste Energietank ist der Phosphat-Tank. Der ATP-Tank. Er wird bei jeder noch so kleinen Bewegung angezapft. Deswegen ist sein Standort direkt in der Muskelzelle, direkt am Ort des Geschehens. Kurze Transportwege – schnelle Energie. Doch der Energietank ist nach 7 Sekunden leer. Deswegen muss er, sobald er angezapft wurde – und sei es nur beim Fingerschnipsen oder Däumchendrehen –, wieder aufgefüllt werden. Das wird über Zucker- und Fetttransporte aus anderen Tanks organisiert.

Die schnellen Zuckerspeicher befinden sich im Muskel und in der Leber. Die Muskeln speichern ca. 80 g Glykogen (Zucker in Speicherform). In der Leber stecken ca. 350 g. Auch im Blut schwimmen gelöste Kohlenhydrate in Form von Zucker herum. Die werden in die Muskelzelle und in die Mitochondrien eingeschleust und verheizt.

Der langsamste Energie-Tank enthält Fette. Fettsäuren schwimmen im Blut oder lagern in Depots im ganzen Körper. Wenn Sie sich an Hüften, Beinen und Bauch befinden, heißen sie „Problemzonen". Mit unseren Fettreserven könnten wir theoretisch 1000 km laufen. Fett wird in den Mitochondrien zusammen mit Sauerstoff zu Energie verbrannt. Mitochondrien befinden sich in jeder Muskelzelle. Diese Kraftwerke verbrennen Ihr Fett zu purer Energie.

Fettverbrennung heißt …

… viele Stoffwechselvorgänge, zu denen Vitalstoffe, Enzyme, Hormone, Eiweißbausteine benötigt werden. Diese Stoffe müssen alle vorhanden sein, damit die Fettverbrennung läuft. Doch das wichtigste Element ist Sauerstoff. Nur mit Sauerstoff in der Muskelzelle werden Fettsäuren in ATP, in Energie, umgewandelt.

Zucker zu verheizen, geht schneller, ist einfacher für die Muskelzelle und funktioniert auch ohne bzw. mit weniger Sauerstoff. Ein kleiner Unterschied mit großer Auswirkung: Denn selbst wenn Sie Sport treiben – beim richtigen Puls wird Ihr Muskel auf Zucker zugreifen. Die Fettsäuren spart er sich als Notration auf. Für Hungerszeiten. Außer, man bringt dem Muskel bei, mehr Fett zu verbrennen. Das geht ganz einfach:

Steigern Sie Ihren Energieverbrauch

Gehen Sie laufen oder flott spazieren. Bewegen Sie sich eine halbe Stunde auf dem Trampolin. Dadurch machen Sie die Muskelzellen hungrig auf Zucker und Fett.

Das ist die Basis, um Fett loszuwerden. Der Körper fängt an, Fett verbrennende Enzyme zu basteln. Ein Muskel, der bewegt wird, kräftiger wird, wächst, verbraucht mehr Fette, mehr Energie, 24 Stunden am Tag. Je mehr Muskelmasse Sie sich züchten, desto mehr Energie braucht sie … auch wenn Sie es sich auf dem Sofa gemütlich machen.

Trainieren Sie im optimalen Pulsbereich …

Die Basis für die Fettverbrennung: In der Muskelzelle ist Sauerstoff. Und der gelangt nur über die Kraft des Herzens, über seine Pumpleistung, dorthin. Zu wenig Sauerstoff in den Blutbahnen und den Muskelzellen heißt: Sie kommen, während Sie laufen, in Atemnot und keuchen, Sie verbrennen nur Zucker. Ihr Puls entscheidet, ob die Muskeln Fette oder Zucker verbrennen. Wie Sie Ihren optimalen Pulsbereich bestimmen, erfahren Sie auf Seite 134f.

Und achten Sie auf kohlenhydratfreie Pausen

Immer wenn Sie Zucker im Blut haben – wenn Sie Süßes, Stärke oder Weißmehl essen –, wird auch Zucker verbrannt. Fett verbrennt der Körper nur, wenn der Blutzuckerspiegel normal hoch ist.

3 ich mag mich

Veränderung

Gucken statt messen

Wie zauberhaft ist Ihr Lächeln? Haben Sie vielleicht kleine Krähendapperl um die Augen? Oder was steckt hinter Ihrer Ausstrahlung? Was lieben Sie an sich? Wir alle wissen es: Wahre Schönheit kommt von innen. Darum lieben wir Charakterfrauen wie die Sängerin Beth Ditto von Gossip oder Deko-Queen Tine Wittler. Jedes Kilo pures Selbstbewusstsein, Charakterstärke. Leider gilt das immer nur für die anderen Frauen. Ich kenne keine Frau, die mit sich und ihrem Körper rundum zufrieden ist – weder die athletische Turnerin noch das schlanke Model. Nackig oder Hüftjeans, ärmelloses Top oder tiefer Ausschnitt, unser stets kritischer Blick sieht jedes noch so kleine Problemzönchen. Wir mäkeln an uns rum. Dumm. Denn es geht nicht nur darum, dass wir ein wenig schlanker werden wollen, die Reithosen modellieren ... Es geht vor allem darum, dass es uns gut geht. Schreiben Sie ruhig mal auf, mit welchen Körperpartien Sie derzeit auf Kriegsfuß stehen. Und dann machen Sie eine ganz lange Liste von allem, was Ihnen an Ihrem Körper gefällt. Vielleicht verwandelt sich die eine oder andere Problem-Zone in eine Waffenstillstands-Zone. Und überprüfen Sie während Ihres Move & Fun-Programms einfach jede Woche vor dem Spiegel, wo und wofür Zufriedenheit aufkeimt. Bitte: Lassen Sie Ihren Blick weich über Ihren Körper streifen ... Und tragen Sie das Ergebnis im Tagebuch (ab Seite 170) ein.

Der Nachbrenneffekt

Ein Kilogramm Muskelmasse verbraucht im Ruhezustand, in der Hängematte, ohne dass Sie etwas tun, ohne dass Sie schwitzen, ohne dass Sie sich anstrengen, in 24 Stunden etwa 100 Kalorien. Wer also 1 kg Muskeln aufbaut, der verbraucht täglich 100 Kalorien mehr. Das ist an sich nicht viel, aber es summiert sich über das Jahr auf viele Tausende Kalorien. Um ein Kilogramm Körperfett loszuwerden, muss man übrigens etwa 7000 Kalorien einsparen. Sie sehen, was ein Kilogramm dann schnell wegschaffen kann! In zwei Monaten macht das 1 Kilo, so ganz nebenbei – und das auch noch ohne zu hungern.

Kleines Schlankgeheimnis mit großer Wirkung ...

Selbst wenn Sie Ihren Puls hochjagen, schwere Gewichte stemmend buchstäblich auf 180 sind, die Muskeln sauer werden und sich bleischwer anfühlen, Sie auf den Knien abgestützt vornübergebeugt nach Luft japsen, ja, selbst dann verbrennen Sie Fette. Nicht jetzt. Nicht während so einer Belastung. Aber danach. Wenn die Schweißperlen trocknen, sich der Puls beruhigt und Sie die Füße hochlegen. Nennt sich Nachbrenneffekt. Im Sauerstoffmangel verbrennt der Muskel Zucker. Nur Zucker. Viel Zucker. Ist ja auch anstrengend. Die Zuckertanks in den Muskeln leeren sich. Sie basteln sich eine negative Energiebilanz – die Basis fürs Schlankwerden. Die Basis für den Burn after.

Die Muskeln sorgen für den Afterburn

Wenn die Zuckertanks leer sind und Sie bei einem Glas Wasser auf der Couch sitzen, arbeitet der Nachbrenneffekt für Ihre schlanke

Figur. Intensives Training zerstört ganz normal Muskelgewebe. Das muss repariert werden, das kostet Energie. Viel Energie. Das Training erhöht den Adrenalinspiegel. Adrenalin treibt Fettverbrennungsenzyme an. Die leeren Zuckerspeicher in Muskel und Leber müssen wieder aufgefüllt werden. All diese regenerativen und aufbauenden Prozesse machen den Nachbrenneffekt aus. Denn sie finden im Fettstoffwechsel statt. Kurz und gut: Intensives Training findet immer in der Zuckerverbrennung statt. Doch die ausgelösten Prozesse verbrauchen viel Fett und Eiweiß. Und diese Prozesse laufen vor allem im Schlaf auf Hochtouren. Da werden Muskel aufbauende und Fett abbauende Hormone, wie das Wachstumshormon, ausgeschüttet. Das Wachstumshormon sorgt für Muskelaufbau, und die futtern Energie, Tag und Nacht, ob bewegt oder faul.

Vorsicht: Nach dem Training nur Minimengen an Kohlenhydraten, Zucker, essen. Sonst holt sich der Körper die Regenerationsenergie aus diesem Zucker – oder sogar aus dem Muskel selbst. Baut Eiweiß in Zucker um. Und das Hüftgold bleibt unangetastet. Was Sie brauchen, ist Eiweiß satt. Mehr dazu lesen Sie auf Seite 82f.

Muskeln futtern kräftig Kalorien weg

Muskeln sind, im Gegensatz zu Fett, fest an den Blutkreislauf angeschlossen, brauchen Kalorien. Denn der Muskel muss „warm gehalten" werden. Außerdem benötigen die einzelnen Muskelzellen Nahrung, um sich am Leben zu halten und um zu wachsen. Fett ist eine so gut wie inaktive Masse. Also lediglich ein Speicher von Energie, der dem Körper nur Platz abverlangt, sonst nichts. Grob gesagt. Guckt man mit der wissenschaftlichen Lupe hin, erfährt man, dass auch Fett aktives Gewebe ist, Hormone produziert, aber nun mal selbst kaum Energie verbraucht.

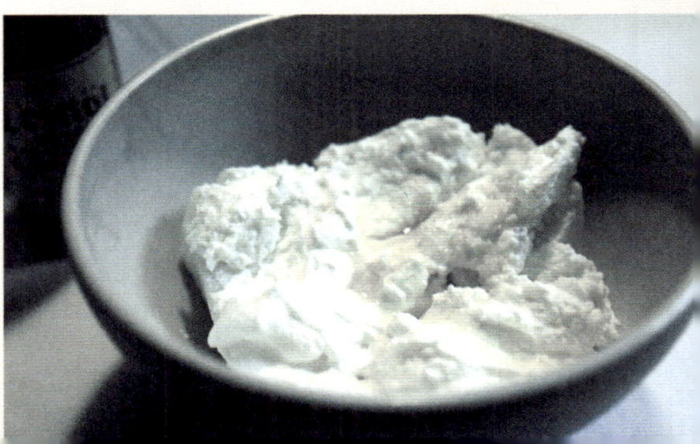

Regeln fürs Muskelfutter

1. Minimieren Sie Zucker, Weißmehl und Süßstoffe – auch in Getränken.

2. Achten Sie auf ausreichend Eiweiß. Zu jeder Mahlzeit. Denn Ihr Körper besteht aus Eiweiß: jede Zelle, jede Faser, jedes gute Gefühl …

3. Sparen Sie nicht an Pflanzenfetten (Olivenöl, Leinöl, Nüsse, Samen) und an Fischfetten. Die sorgen für mehr Schlankhormone und halten jede Zelle jung.

4. Gehen Sie maßvoll mit tierischen Fetten um. Rotes Fleisch und Wurst erhöhen die Entzündungsstoffe im Körper. Besser: Fisch und Geflügel oder Tofu.

5. Meiden Sie Fertigprodukte – das heißt: alles, was mehr als vier Zutaten auf der Zutatenliste stehen hat – außer es handelt sich um vorgeputztes Gemüse.

6. Stecken Sie mindestens zehn Minuten Zeit in das, was Sie dann essen.

7. Essen Sie nichts, was Sie sich nicht aus mindestens drei Zutaten selbst zubereiten – und eine Zutat sollte Obst oder Gemüse sein.

8. Hören Sie auf Ihren Körper – mag er es lieber warm oder kalt, roh oder gekocht, jetzt gleich oder später …

9. Genießen Sie die Vielfalt, die die Natur Ihnen bietet. So frisch wie möglich. So unverarbeitet wie möglich – vom Steinsalz aus der Mühle bis zum Roggensauerteig-Vollkornbrot.

10. Schenken Sie Ihrem Körper nach dem Essen vier bis fünf Stunden Zeit zum Verdauen – ohne Nachschub.

11. Aber: Wenn doch Hunger hochkommt, essen Sie ein paar Nüsse, ein Ei, ein Stück Räucherfisch, Eiweiß – keine Kohlenhydrate.

12. Der Eiweißstoffwechsel ist während des Trainings und bis zu zwei Stunden danach stark erhöht. Also geben Sie Ihrem Körper, Ihrem Muskel das, was er braucht. So kann der Muskel regenerieren und das frisch angeflutete Eiweiß gleich einbauen.

13. Vor dem Training am besten nur Eiweiß tanken, denn Kohlenhydrate stoppen die Fettverbrennung. Energieriegel & Co. – wenn überhaupt – nur häppchenweise genießen, wenn die Leistung absinkt …

14. Halten Sie sich niemals zu 100 Prozent an Regeln – 80 Prozent tun es auch!

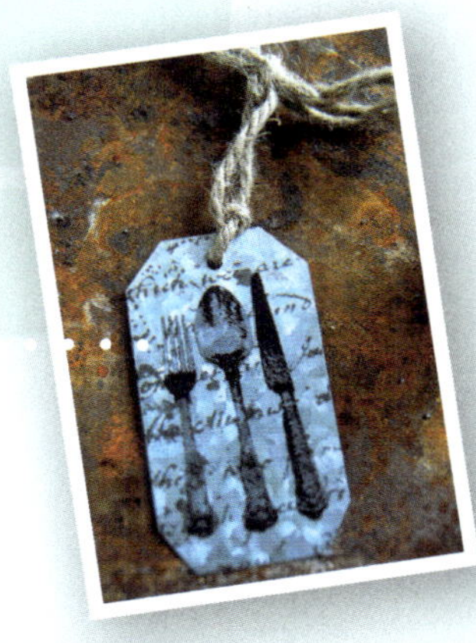

Der Muskel und das Glück

Schokolade und Glück, ja, das passt. Urlaub und Glück, ja. Passt. Neues Kleid und Glück ... Funktioniert auch. Doch wie lange hält es an? Bis die Schokolade gegessen ist, der Arbeitsalltag einen wieder hat, das Kleid ein Mal getragen ist? Ich möchte anhaltendes Glück. Zufriedenheit und gut gelaunt sein, im Alltag, die alten Klamotten tragend. Unabhängig von Schoko und Co. Und das gibt es.
Das Phänomen tiefster Zufriedenheit haben Sie auch schon erlebt. Sie haben es bloß noch nie so in den ursächlichen Zusammenhang gebracht.

Aber Sie kennen es: Nach einer Wanderung, einer Radtour im Grünen kommen Sie heim, ausgepowert, aber mit einem Lachen im Gesicht. Sie machen sich halt keine Gedanken darüber, warum Sie so voller Tatendrang und Ihre Gedanken bunt und farbig sind. Trotz Kindergebrüll, trotz Aktenstapel, trotz Parkplatzsuche, trotz Rechnungsbergen ... Sie haben plötzlich einen Überblick über Gott und die Welt, alles ist gut, anderes prallt an Ihnen ab. Bewegung macht ganz einfach glücklich.

Der Weg aus dem Tief

Das passiert auch mir mal: Die Welt bricht um mich herum zusammen wie ein Kartenhaus, Katastrophengedanken machen sich breit. Miese Laune zieht in jede Körperzelle ein. Macht bleischwer. Und nichts funktioniert. Den Tag würde ich am liebsten in die Tonne treten. In solchen Momenten klammere ich mich an meine Hoffnung – Hoffnung auf Glücksaugenblicke, Lebens-Sonnenstrahlen.
Nur: Die bekomme ich nicht durchs Grübeln, durch das Sich-gedanklich-im-Kreis-Drehen. Das weiß jeder. Und nun ein Trick: Alles wird gut, in dem Moment, wo man das

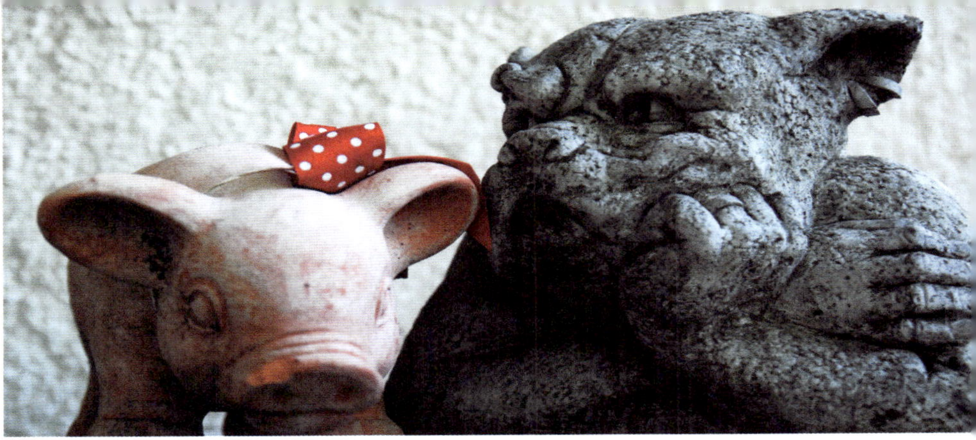

„im Kreis drehen" wörtlich nimmt, es den Derwischen nachtut. Die tanzenden Mönche aus dem Orient drehen sich einfach 30 Minuten im Kreis, das ist etwas völlig anderes. Das nennt man „meditative Bewegung". Oder „bewegte Meditation". Das liebe ich, das mache ich unglaublich gerne. Natürlich nüchtern!
Hauptsache ist: Man kommt ein wenig ins Schwitzen. Da reagiert nämlich der Körper, schüttet Hormone aus, die glücklich machen, die Überblick verschaffen, die neuen Antrieb geben. Einfach so, trotz dunkler Wolken am Himmel.

Und genau das tue ich dann auch, wenn die Gewitterwolken der schlechten Laune über mir hängen: Ich raffe mich auf, lasse die schwarz schattierten Gedanken pausieren und schlüpfe in meine Laufschuhe.

Denn ich weiß, ich spüre es immer wieder, für den Glückshormonschub ist der bewegte Muskel verantwortlich. Während und nach dem Training flutet der Hypothalamus, unsere Steuerzentrale im Gehirn, unseren Körper mit dem Besten aus der Hormonküche: Serotonin.

„Der Muskel wird durch starken Gebrauch gestärkt, der Nerv hingegen dadurch geschwächt. Also übe man seine Muskeln durch jede angemessene Anstrengung, hüte hingegen die Nerven vor jeder."

Arthur Schopenhauer

Serotonin – das Antidepressivum Nummer 1

Ein hoher Serotoninspiegel verbreitet die Botschaft: „Du bist zufrieden, satt, ruhig und ausgeglichen." Das haben Wissenschaftler von der Duke University in North Carolina bewiesen. Sie baten 55 depressive Patienten, 14 Minuten auf einem Laufband zu laufen, so schnell sie konnten. Vor und nach dem Versuch wurden sie nach ihrer Stimmungslage gefragt. Resultat: Im Durchschnitt reduzierte der Lauf die dunklen Gedanken um 82 Prozent. Unabhängig vom Schweregrad der Depression fühlten sich nahezu alle nach der Laufeinheit deutlich unternehmungslustiger und energiegeladener.
Und am nächsten Tag? Geht's da wieder bergab? Nein, es handelt sich nicht nur um einen kurzfristigen Effekt, es wirkt weiter, hält an. Also weg von der „Ritter Sport", rein in die Laufschuhe – und künftig von Serotonin das Glück locken und den Hunger auf Süßes vertreiben lassen. Funktioniert immer. Oder haben Sie schon mal erlebt, dass Sie mitten in einem Glücksmoment plötzlich zittrig und unruhig wurden, weil Sie die Sehnsucht nach Schokolade übermannte? Ich nicht.

Die Move & Fun-Spirale

Wie motiviert man sich ganz schnell, sich zu bewegen – und entdeckt auch noch, was einem Spaß macht? Mit der Move & Fun-Spirale. Dort tragen Sie ein, was Sie an Bewegung absolviert haben. Scannen Sie die Seite ein, schicken Sie sie an www.magmich.com und nehmen Sie an der Verlosung von 5 myBooks-Notizbüchern teil.

- [ ] 1 Minute auf einem Bein hüpfen
- [ ] 5 Minuten Seilspringen
- [ ] 30 Sekunden Türrahmenhängen

- 30 Sekunden Handflächen vor der Brust zusammendrücken ☐
- 1 Minute Kniebeuge mit dem Rücken an die Wand gelehnt ☐
- Zähneputzen mit der anderen Hand ☐
- 20 Minuten Trampolin ☐
- 3 Minuten Einbeinstand ☐
- 10 Kniebeugen ☐
- 10 Liegestütze ☐
- ☐ Schaufenster-Walk: 6000 Schritte extra
- Abendlauf 30 Minuten, leicht & locker ☐
- Morgenlauf 30 Minuten, leicht & locker ☐
- 60 Minuten Gartenarbeit (oder Fensterbrett bepflanzen) ☐
- Sonntagslauf 60 Minuten ☐
- Gabel und Messer beim Essen vertauschen ☐
- 20 Minuten wild tanzen, alleine im Wohnzimmer ☐
- Ein 100-Meter-Sprint ☐
- 10 Mal die Treppe rauf und runter (20 Stufen) ☐
- 15 Minuten Jonglieren ☐
- 30 Minuten Skaten oder Slacklinen ☐
- 5 Minuten über Pfützen hüpfen ☐
- ☐ 10 Minuten auf dem Kinderspielplatz schaukeln
- Einen Abhang runterkugeln ☐
- 20 Minuten Staubwedeln mit Lieblingsband ☐

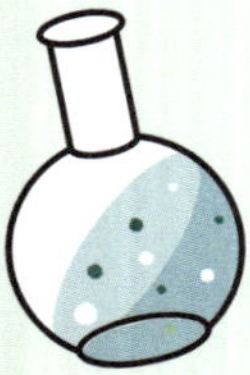

Der Körper und das Drogenkästchen

Nicht nur Serotonin schenkt gute Laune: Auch Endorphine, die körpereigenen Verwandten des Opiums, bescheren euphorische Glücksgefühle – und Lust auf mehr. Doch damit der Körper Endorphine ausschüttet, sein Drogenkästchen öffnet, braucht er Intensität. Das heißt: einen langen Lauf oder Radausflug.

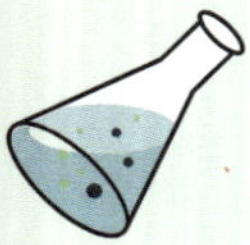

Und er braucht noch etwas: Geflügel, Fisch, Quark, Ei, Hüttenkäse … Diese Glückshor-mone werden nämlich aus Eiweiß zusammengebastelt. Aus Aminosäuren. Ist zu wenig davon im Blut, handelt es sich nicht um die erwünschte Hormonflut, sondern nur um ein erbärmliches kleines Rinnsal. Und dem Glücks-Trip laufen Sie vergeblich hinterher.

Von innen kommt die Kraft

Auch Ihr innerer Antrieb, Ihre Unternehmungslust und Motivation werden von Hormonen gesteuert. Dopamin, Noradrenalin und Co. sind die Wachhormone, die Sie überfluten, wenn Sie Ihren Körper in Bewegung bringen. Ein einfaches Tauschgeschäft. Sie müssen nur …

Und nicht zu vergessen: das typische Männerhormon Testosteron. Krafttraining lockt es. Intensives Krafttraining. Die Testosterondusche lässt Muskeln wachsen, verbrennt Fettpölsterchen und macht dynamisch. Und obwohl Testosteron in den Medien als Männerhormon gehandelt wird, auch wir Frauen produzieren es – in Eierstöcken und Nebennierenrinde. Zwar ein bisschen weniger als die Männer – etwa ein Zehntel. Doch dieses Zehntel entscheidet, ob wir schüchterne Mauerblümchen sind oder Powerfrauen mit unübersehbarer Aura. Und die machen Move & Fun ab Seite 150.

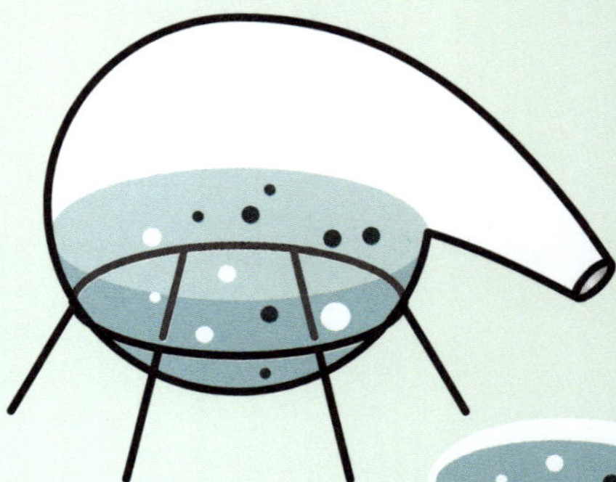

Das Langzeit-Glück

US-Forscher der Duke University (North Carolina) teilten 156 Patienten in drei Gruppen ein. Die erste Gruppe schluckte Psychopharmaka, die zweite schluckte Psychopharmaka und absolvierte ein Ausdauerprogramm, die dritte Gruppe schluckte nichts und sportelte. Fazit: Die besten Ergebnisse erzielten die Medikamente schluckenden Ausdauersportler. Doch: Den Sportlern, die keine Medikamente bekamen, ging es genauso gut wie denen, die keinen Sport machten und diese Psychohämmer schluckten.

In Sachen Rückfallquote schnitt „Sport pur" am besten ab. Nur 8 Prozent der aktiven Sportler wurden wieder depressiv. In der Medikamentengruppe waren es 38 Prozent. Je mehr Sport, desto geringer das Risiko, dass die Depressionen zurückkehrten.

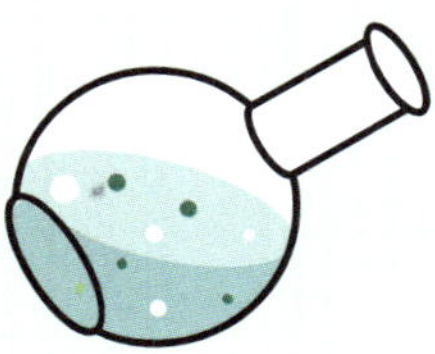

Lachen ist eine Muskeldroge

Der ganze Körper ist im Einsatz, die Laune steigt, und nach zwei Minuten bekommen Sie einen Muskelkater im Bauch. Lachen ist Schwerstarbeit. Kein Wunder, denn 135 Muskeln arbeiten dabei mit. Die Muskulatur an jedem Auge, gefolgt von den Muskeln auf beiden Seiten des Mundes. Dann kommt der gesamte Kopf in Bewegung. Die Halsmuskeln lachen mit. Die Schultern zucken, die Rippenmuskulatur kommt zum Einsatz, der Brustkorb bebt, das Zwerchfell hüpft, und die Bauchmuskeln tanzen mit. Das Herz schlägt beim Lachen schneller, der Blutdruck steigt, und Sauerstoff wird in die Lungen gepumpt. Eine Minute Lachen ist so erfrischend wie 45 Minuten Entspannungstraining, sagen die Lachforscher (Gelotologen). Beim Lachen springt Ihr „Belohnungssystem" an. Glückshormone werden ausgeschüttet. Das kennen Sie, das haben Sie schon erlebt mit Lachtränen in den Augen. Warum lachen Sie dann nicht öfter? Wir Erwachsenen lachen nur 15 Mal täglich. Ja, das Leben ist so ernst.

Doch Sie ertragen es lachend besser. Nach einem guten Lacher sieht die Welt schon wieder rosiger aus. Kinder bringen es auf 400 Mal am Tag, kichernd, wiehernd, grölend, sich schüttelnd.

Lach-Yoga?

Aufgrund meines herzhaften Lachens wurde ich öfter mal gefragt, ob ich denn Lach-Yoga unterrichte. Nein, tue ich nicht. Finde ich aber super. Diese direkte Kombination aus Bewegung und guter Laune, die ich sofort spüren kann. Jeden Morgen 5 Minuten Lachen. Das ist meine Morgengymnastik. So schäle ich mich aus dem Bett. Natürlich lache ich anfangs unnatürlich. Das heißt: Ich stoße Lachlaute aus wie hi, ha, ho … Wobei ich meine Augen mitlachen lasse. Und ich kann darauf warten, dass langsam ein wirkliches Lachen entsteht.
Es kommt, entwickelt sich durch lustige Bilder, die Sie sich vorstellen, oder einfach nur das Lachen über sich selbst, über die Lache, über die groteske Situation. Probieren Sie es aus! Es funktioniert übrigens auch wunderbar zu zweit. Mit der Move & Fun-Übung auf der Seite 148.

Schmerzen werden schwächer

Der Humorforscher Willibald Ruch hat herausgefunden, dass herzhaftes Lachen die Empfindlichkeit für Schmerzen um bis zu 30 Prozent senkt. 77 Personen beteiligten sich an dem schmerzhaften Experiment. Diejenigen, die ein echtes Lachen oder Lächeln zeigten, konnten länger im Eiswasser ausharren. Das allerdings galt nur für das echte Lachen oder Lächeln, an dem auch die Augen beteiligt waren.

„Humor ist eine völlig unterschätzte Ressource …“

Prof. Herbert Effinger

4 ich mag mich Veränderung

Fühlen Sie bewegte Tage

Für drei Tage spielen Sie Vorkoster. Kosten Sie am ersten und am dritten Tag Bewegung. Einfach Schuhe an und 30 Minuten an der frischen Luft bewegen. Ob Sie laufen, walken oder spazieren gehen, ist egal. Hauptsache, Ihnen wird warm, und ein paar Schweißperlen bilden sich auf Ihrer Stirn. Eine gesunde Gesichtsfarbe ist o.k., aber nicht keuchen. Also nicht überanstrengen. Es soll sich gut anfühlen. Am zweiten Tag frönen Sie dem Nichtstun.

Das Wichtigste:

Schreiben Sie ein Drei-Tage-Buch. Wie ging es Ihnen beim Laufen oder Walken? Zu welcher Uhrzeit hat die bewegte Einheit reingepasst? War es anstrengend oder befreiend? Welche Gedanken gingen Ihnen durch den Kopf? Wie hat es sich danach angefühlt? Wie haben Sie den Rest des Tages verbracht? Hat das Essen besser geschmeckt? Wie haben Sie sich am unbewegten Tag gefühlt? Gab es Unterschiede? Gefühlte Unterschiede? Die Laune? Die Kreativität? Die Energie? Die Libido?

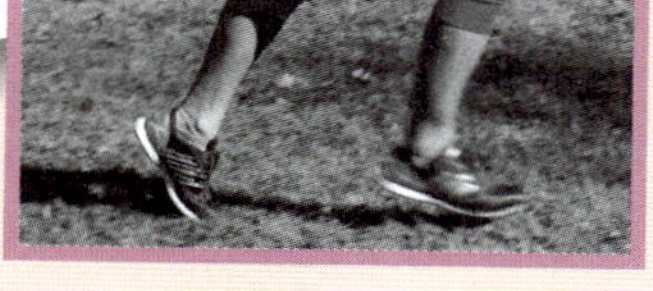

Das Bewegungs-Tagebuch

1. Bewegter Tag

Laune, Leistungskraft, Appetit, Fitness im Kopf, Zufriedenheit, Stress,

Selbstbewusstsein, Schlaf ...

2. Bewegter Tag

Laune, Leistungskraft, Appetit, Fitness im Kopf, Zufriedenheit, Stress,

Selbstbewusstsein, Schlaf ...

Das Bewegungs-Tagebuch

3. Bewegter Tag

Laune, Leistungskraft, Appetit, Fitness im Kopf, Zufriedenheit, Stress,

Selbstbewusstsein, Schlaf ...

Der Muskel macht uns Medizin

Unsere Muskeln sind wahre Wunderwerke. Manch ein Forscher hält den Muskel für das komplexeste Organ nach dem Gehirn. Im Dienste der Muskelforschung steht das Muskelzentrum in Kopenhagen, geführt von Bente Pedersen. Sie forscht, lässt laufen, radeln, zapft Blut ab und untersucht Muskelproben. Täglich werden neue Signalstoffe, Botenstoffe entdeckt, von denen man noch nicht weiß, wie genau sie auf den Körper wirken.

Doch sicher ist: Diese Stoffe helfen bei der Fettverbrennung, stärken das Immunsystem und beugen Demenz und Alzheimer vor.

Gesunder Muskel = starkes Immunsystem

Ein wundersamer Bewegungsfaktor, der nach drei Stunden Bewegung um das Hundertfache ansteigt und Ihr Immunsystem unterstützt, ist Interleukin-6 (IL-6). Dieser Stoff wirkt im Körper entzündungshemmend. Als Kurier trägt er Botschaften von einer Immunzelle zur anderen. Ohne IL-6 keine Reaktion Ihres Immunsystems. Ohne IL-6 haben Sie geringe Chancen gegen Viren, Bakterien, Krebszellen. IL-6 ist der Gegenspieler des Tumor-Nekrose-Faktors (TNF), der von Ihrem Bauchfett produziert wird. Wächst das kleine Bäuchlein also über die Jahre zu einem wohlgeformten Bauch heran, entgleist das Gleichgewicht zwischen den Widersachern TNF und IL-6. TNF ist ein Entzündungsfaktor, der verantwortlich ist für Bluthochdruck, Arteriosklerose, Herzinfarkt und Rheuma. Doch wenn Sie Ihre Muskeln für sich arbeiten lassen, so schützt er Ihren Körper mit IL-6. Und das tut dann seine Pflicht. Es stimuliert das Fettgewebe, die wohlgehüteten Fettsäuren zur Energieverwertung

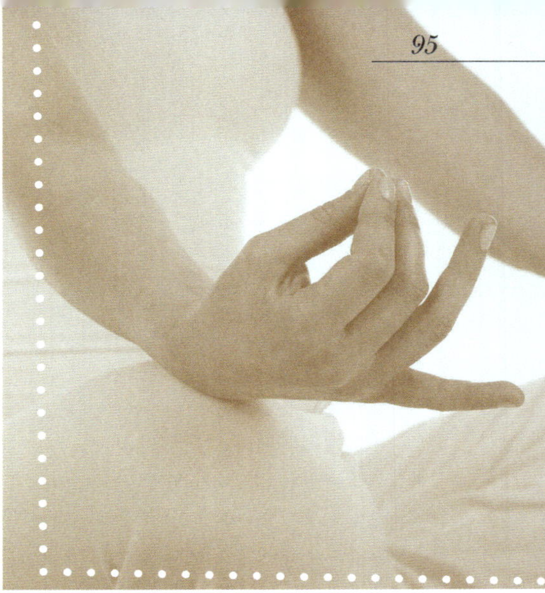

preiszugeben. Der Bauch schmilzt, die Muskelzellen werden wieder sensibel für den Blutzuckersenker Insulin. Ihre Bauchspeicheldrüse muss weniger ackern, das beugt Diabetes vor.

Das putzt den Darm durch

Unser größtes Immunorgan ist der Darm. Mit Muskel-Kraft tut man viel gegen Darmkrebs und Verdauungsschwierigkeiten. Denn Krafttraining erhöht die Durchlaufgeschwindigkeit des Nahrungsbreis im Darm. Mit einem dreimonatigen Krafttraining verbessert sich die Passagezeit der aufgenommenen Nahrung im Darm um 56 Prozent. Eine verzögerte Nahrungspassage wird als ein Hauptgrund für ein erhöhtes Dickdarmkarzinom-Risiko angesehen. Bringen Sie Ihren Darm, Ihre Verdauung wieder auf Trab.

Knochen brauchen starke Muskeln

… die über ihre Sehnen am Knochen befestigt sind und an ihnen ziehen und zupfen, um die Architektonik zu erhalten. Sind die Stützmauern im Knochen erst mal brüchig, lautet die Diagnose des Arztes: „Osteoporose". Das nagt am Selbstwertgefühl, macht ängstlich und schränkt das ganze Leben ein.

Ich sehe das in meinen Osteoporose-Gruppen. Doch die gute Nachricht: Sobald der Muskel benutzt wird und damit auch die Knochen, zieht er neue Stützmauern durch das marode Gemäuer und kittet die Löcher. Mit Krafttraining wächst der Muskel, er wird stark und mit ihm die Knochen, Sehnen, das Selbstwertgefühl. Meine älteren Damen aus der Osteoporose-Gruppe sind mittlerweile fitter als so manch eine 30-jährige Yogine, die ich unterrichte.

Lang lebe das Herz!

„Hätte ich vor zehn Jahren Herzkranke Gewichte heben lassen, man hätte mich gesteinigt", sagt Prof. Jürgen Steinacker vom Uniklinikum Ulm. Heute wird Herzinfarktpatienten und Bluthochdruckkandidaten Muskeltraining verordnet wie ein Medikament. Denn man weiß: Durch Krafttraining sprießen neue Adern im Körper, im Herz, in den Muskeln. Die alten werden ausgeputzt, geweitet und wieder geschmeidig. Im Herz entstehen sogar Bypässe.

Muskeln sind unsere Lebensversicherung! In jeder Beziehung, in jeder Lebenslage.

Gestresst? Laufend nicht mehr lange!

Ständig unter Höchstspannung? Ausdauertraining hilft, Stress abzubauen. Es ist ein idealer Blitzableiter für Ärger und Frust und schont das Herz. In Stresssituationen wird Ihr Körper in Alarmbereitschaft versetzt. Daraufhin schüttet er Stresshormone (Adrenalin, Cortisol) aus. Der Blutdruck steigt, Energiereserven (Zucker, Fette) werden mobilisiert, und die Blutgerinnungsneigung erhöht sich. Treten diese Alarmreaktionen wiederholt und über längere Zeit auf, leiden Sie unter chronischem Stress. Der Cortisolspiegel im Blut bleibt auf Höchstniveau. Die Folgen sind Schlafstörungen, Bluthochdruck, Nervosität, Depressionen … Schützen Sie sich laufend. Der Abbau überschüssiger Energie hilft, akute körperliche und psychische Stressreaktionen zu beseitigen. Auf Ihrer Laufrunde im Wald können Sie sich geistig abreagieren, den Stresshormonen davonlaufen. Zahlreiche Studien zeigen, dass Ausdauersportler in Stresssituationen weniger körperliche Stresssymptome zeigen.

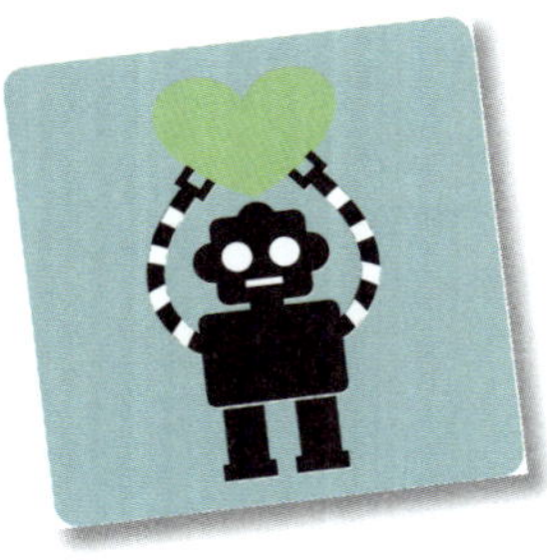

„Der Mann, der zu beschäftigt ist, sich um seine Gesundheit zu kümmern, ist wie ein Handwerker, der keine Zeit hat, seine Werkzeuge zu pflegen."

Unbekannt

5 ich mag mich

Veränderung

Mach Schritte wertvoll

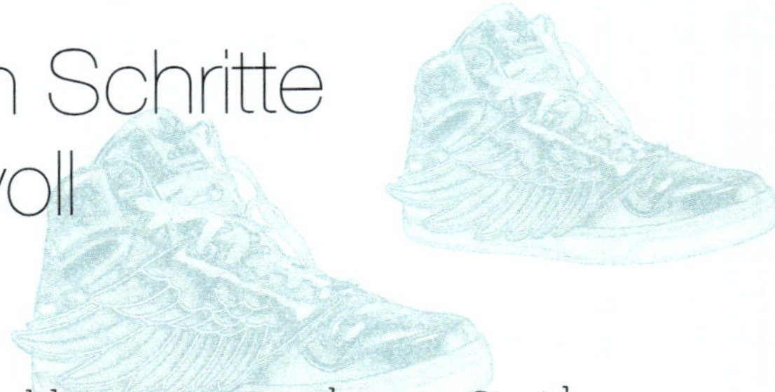

Haben Sie schon einen Schrittzähler daheim? Nein? Dann besorgen Sie sich einen. Den gibt's in jedem Sportgeschäft (oder hier online) – und forschen Sie. Wie viele Schritte tun Sie am Tag, im Alltag? Der durchschnittliche Deutsche läuft etwa 1 km pro Tag. Welche Wege sich zu einem langen Kilometer summieren, können Sie sich vorstellen. Der zum Kaffeeautomaten, zur Toilette, zum Auto ... Messen Sie ein paar Tage lang. Und kommen Sie in Fahrt, gedanklich, körperlich. Wie können Sie Ihren Schrittkonsum erweitern? Ein kleiner Tipp von mir zum Anfangen: Die Treppe in den ersten Stock hüpfe ich hoch. Zwei Mal leichtfüßig hüpfen pro Stufe. Hauptsache, Sie haben Spaß, ob tänzelnd oder auf allen vieren. Natürlich unbeobachtet ;-) ... Denken Sie sich Schrittspiele aus und legen Sie los. Oder vertrauen Sie auf die Wissenschaft. Forscher der Harvard Universität haben festgestellt: Wer einen Pedometer trägt, macht mindestens 2000 Schritte mehr am Tag als ohne. Ganz einfach so. Weil alles, was wir zählen, an Wert gewinnt. Und darum führen Sie ein Schrittetagebuch.

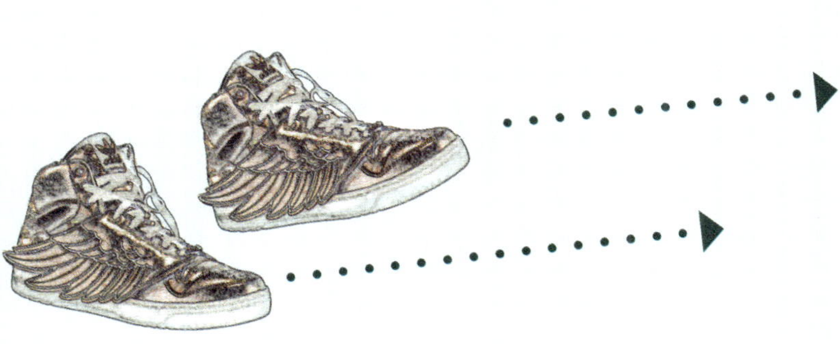

Das Schrittetagebuch:

Finden Sie einfach mal – nur über die nächsten Tage hinweg – heraus, wie viele Schritte Sie gehen. Den Schrittzähler umschnallen. Versuchen Sie, Ihr Schrittpensum allmählich zu erhöhen. Und bitte trennen Sie die Alltagsschritte von den Sportschritten, wenn Sie damit schon beginnen.

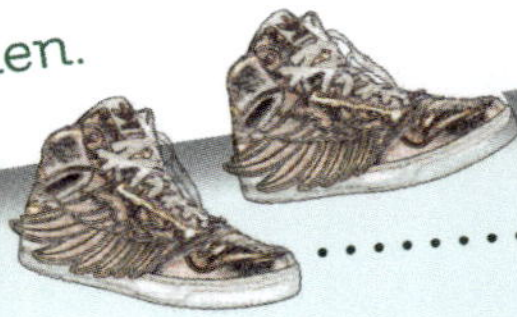

Alltagsschritte	Sportliche Schritte

Tag 1

5 ich mag mich

Tag 2

Alltagsschritte

Sportliche Schritte

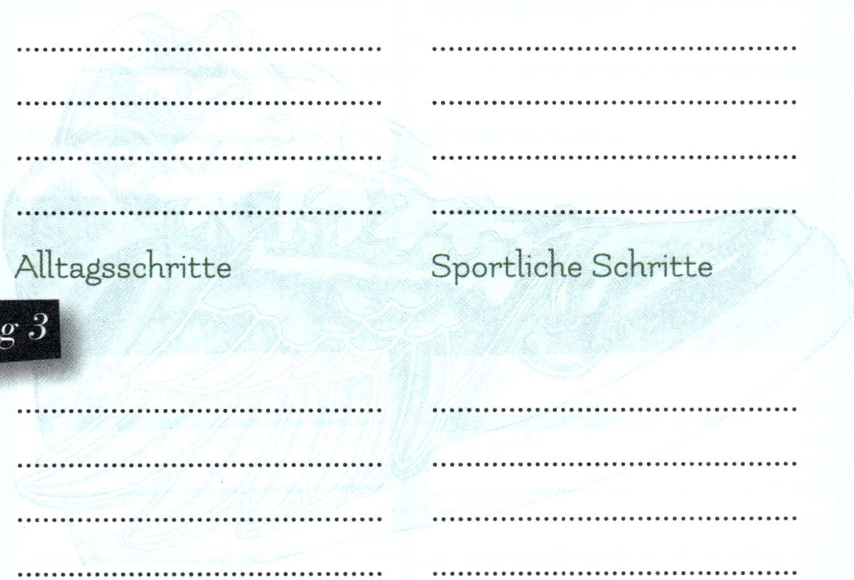

Tag 3

Alltagsschritte

Sportliche Schritte

Der Muskel und die Schönheit

Modellierte Nasen, aufgeblasene Lippen, abgesaugte Schenkel lügen uns von Litfaßsäulen und aus den Magazinen an. Retuschierte Unwirklichkeiten liefern Nahrung für unseren Schönheitswahn. Frustfallen. Vergleichen macht übellaunig, unzufrieden. Weckt die Sehnsucht nach Oberflächlichkeiten in Form flacher Bäuche, flacher Oberschenkel, einer faltenlosen Stirn …
Grober Fehler: Weder Botox noch Fettkanüle können unser Selbstbewusstsein wachsen lassen. Da gehört mehr dazu. Nämlich all das Wunderbare, was an der Stupsnase, an den Lippen, an der Silikon-Brust dranhängt. Spüren und erleben Sie den Körper nicht, bewegen Sie ihn nicht, bleibt das auf der Strecke. Denn Körper, Geist und Seele sind untrennbar miteinander verbunden. Verbunden über Bewegung, über das Nervensystem, über Botenstoffe. Ihre Haltung, Ihr Verhalten zählt.

Selbstbewusstsein ohne Kanüle & Skalpell

Kürzlich hat man im Rahmen einer Studie normalgewichtigen Frauen Fett abgesaugt. Und nach 6 Wochen, 6 Monaten und 1 Jahr nachgeguckt, was sich getan hat. Das Ergebnis: Der Körperfettanteil war nach einem Jahr wieder gleich hoch. Das neue Körperfett hatte

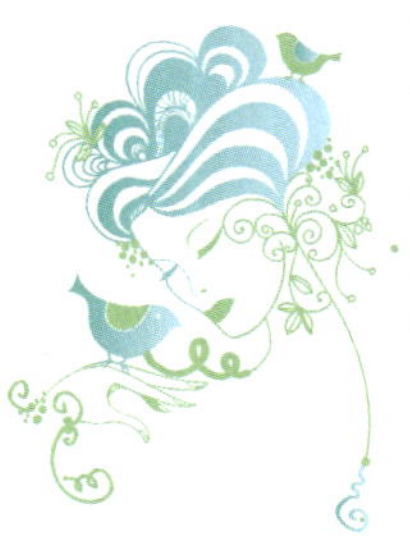

Selbst Bewusst Sein

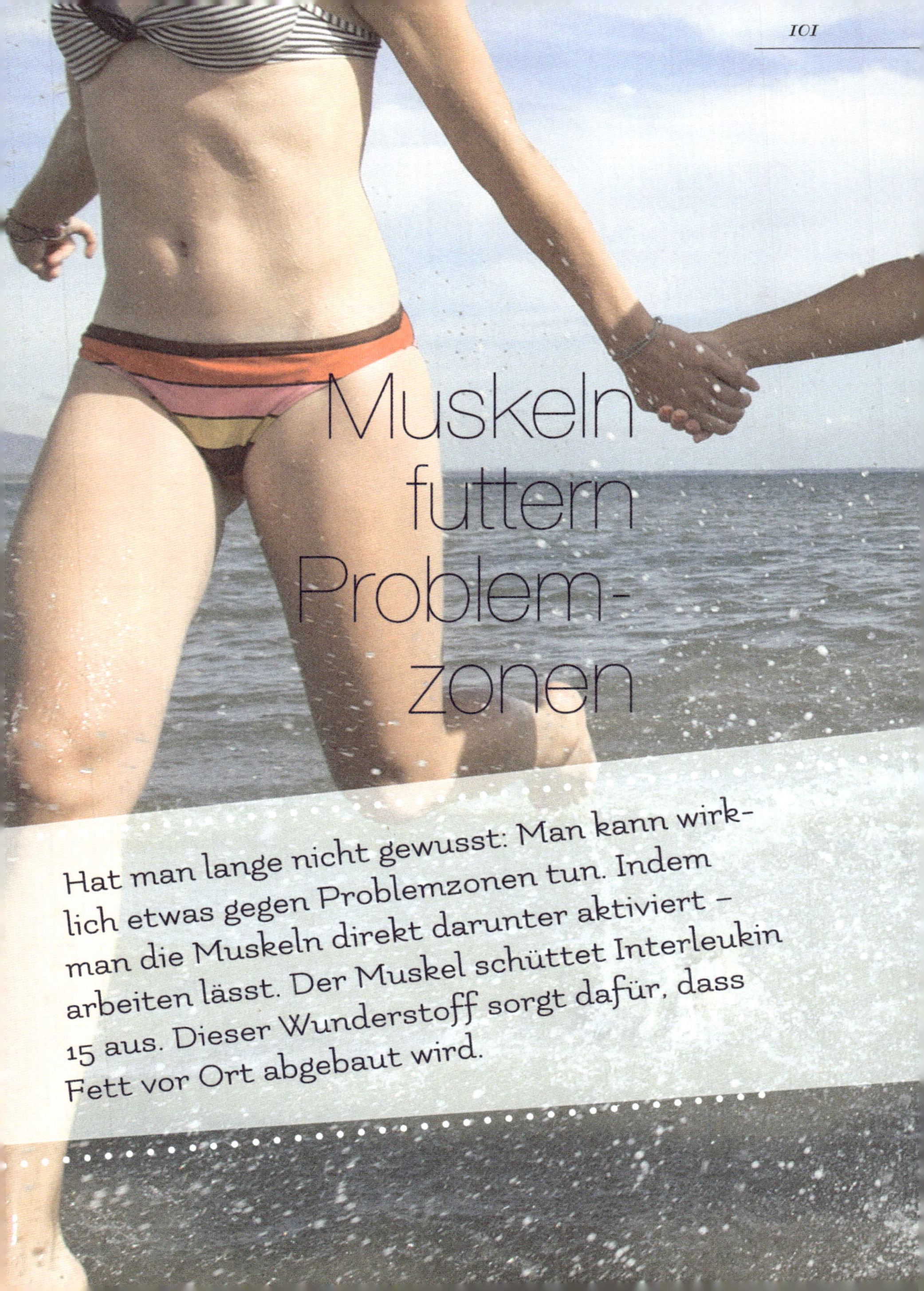

Muskeln futtern Problemzonen

Hat man lange nicht gewusst: Man kann wirklich etwas gegen Problemzonen tun. Indem man die Muskeln direkt darunter aktiviert – arbeiten lässt. Der Muskel schüttet Interleukin 15 aus. Dieser Wunderstoff sorgt dafür, dass Fett vor Ort abgebaut wird.

sich statt an den Oberschenkeln, auf Hüfte und Bauch niedergelassen. So leicht lässt sich unser Körper nicht austricksen. Eine einmalige Maßnahme wie das Fettabsaugen kann keinen Erfolg bringen, wenn man seinen Lebensstil nicht ändert. In seinen Körper nicht hineinhört, achtsam ist. Ein wenig Verantwortung übernimmt, für sich selbst, für das Wertvollste, was wir besitzen, für unseren Körper.

Cellulite & Problemzonen ade!

Jeden Tag teure Cellulite-Cremes zärtlich auf die Dellchen streichen und den Hoffnungsschalter anknipsen: Los wirk! Das lässt keine Reithose verschwinden. Der Muskel macht das anders. Der cremt von innen. Die Zugbelastung auf das Bindegewebe wirkt wahre Wunder. Und die haben einen Namen: Diese Wunder heißen „Kollagen" und „Elastin". Baustoffe für Muskel und Bindegewebe. Sie lagern sich ins Bindegewebe, in die Haut ein. Der cellulitemodellierte Oberschenkel wird zusehends glatter und verschlankt. Der Winkearm erhält eine sommertaugliche Fasson ... Die Haut strafft sich, wird fester. Schönheitschirurgie von innen, ohne Nebenwirkungen, dazu noch kostenlos – und gratis oben drauf gibt's gute Laune und ein herrliches Selbstwertgefühl.

Der flache Po avanciert zum Knack-Po. Nicht nur durch eine modische Jeans mit klug gesetzten Taschen am Hintern. Er hält auch ohne Jeans oben. Denn der Halt kommt von innen. Vom starken Pomuskel. Durch Kniebeugen. Auch der Bauchspeck macht dem versteckten Sixpack allmählich Platz. Durch Sit-ups. Der Muskel ist kein dummes Gewebe, sondern ein sehr aktiver Hormonproduzent. Produzent von Interleukin-15. Ein Fett verbrennendes Hormon, das direkt und vor Ort wirkt. Nämlich an der Stelle, wo der Muskel gerade arbeitet. Was erklärt, weshalb „die Fettschicht der Haut umso dünner ist, je größer der darunterliegende Muskel ist", so Prof. Schülte vom Berliner Universitätsklinikum Charité. Jede schwabbelige Problemzone lässt sich gezielt beseitigen. Klar. Nicht mit einer Creme. Man muss sich schon anstrengen dafür. Gleichzeitig ackert – über den ganzen Körper verteilt – das Wachstumshormon für die schlanke Linie. Dieses Fett verbrennende, Muskel aufbauende Hormon locken Sie mit klugem Muskeltraining.

Hallo Ausstrahlung!

Nicht der Muskel an sich macht schön, sondern vor allem der kluge Gebrauch. Harmonische, fließende Bewegungen schenken Ausstrahlung. Keiner findet einen Bodybuilder schön, der vor Kraft kaum laufen kann und die Arme herumschlenkert wie ein Affe. Ich zumindest finde das nicht schön. Diese aufgeblähten Muskeln, die im Schwimmbad – nur mit einem knappen Badehöschen bekleidet – zuhauf herumstampfen, faszinieren mich aus einem einzigen Grund: Weil ich mich frage, wie bei so viel Körperkult die Bewegung, die Harmonie und Eleganz einfach so vergessen werden können. Diese Muskeln sind zugleich protzig und arm. Arm an Bewegungsreichtum und Leitfähigkeit. Verlangt man diesen Muskeln Gefühl, Spürsinn und Bewegungsfluss ab, versagen sie. Aber wie bekommt man nun so einen klugen und geschmeidigen Muskel? Jedenfalls nicht vom Hantelnschwingen und Rumrennen. Das produziert keine Teamworker. Die kriegen Sie nur, wenn Sie in sich hineinfühlen, forschen, neugierig wie ein Kind Ihren Körper kennenlernen – und die Bewegungen fließen lassen. Das ist nicht schwer, wenn man weiß, wie.
Mit den Körperspür-Übungen ab Seite 163.

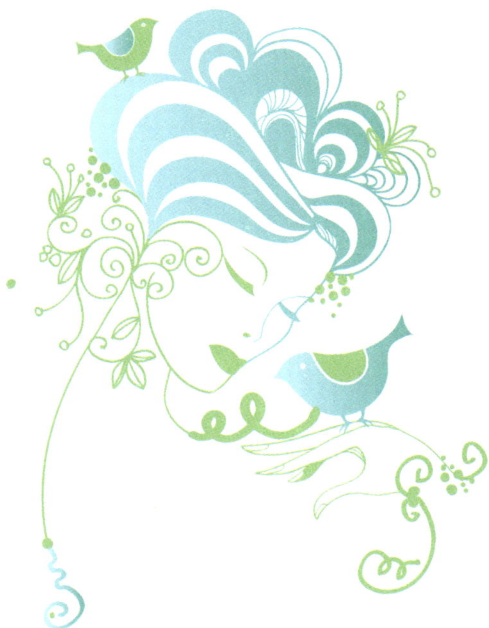

Das Geheimnis aus dem Kleiderschrank

Bewegung lehrt einen, seinen Körper wieder so richtig lieb zu haben. Manchmal helfen die richtigen Klamotten über die Lernzeit … Hier Tipps & Tricks von Style-Coach Claudia Günther.

Der Stoff, aus dem die Träume sind …

ist dehnbar und nicht zu dünn. So zeichnet sich nichts ab, das modelliert die Figur. Fühlen Sie den Stoff, Ihr Gefühl sagt Ihnen mehr als tausend Etiketten. Wenn Sie den Stoff gerne anfassen, fühlen Sie sich auch wohl, wenn Sie ihn tragen.

Ein Plädoyer für die gute alte Baumwolle: Sie lässt sich auch mal bei 60 Grad waschen und nimmt Gerüche nicht so stark an. Mit Öko-Baumwolle tun Sie auch noch etwas für die Umwelt. Kombiniert mit Elasthan ist Baumwolle formbeständiger und elastisch.

Lange Beine

Man wächst, wenn man eine gerade geschnittene Sporthose mit langem Bein trägt. Idealerweise hat der Sportschuh die Farbe der Hose. Eine Bügelfalte oder eine gesteppte Naht in der vorderen Mitte zieht die Beine optisch in die Länge – und ein schöner Nebeneffekt: Sie wirken schmaler.

Flacher Bauch

Kennen Sie Nierenwärmer? Die gibt es neuerdings auch als Figur-Styler in der Sportmode. Man stülpt ein schlauchähnliches elastisches Material über die Sporthose – natürlich Ton in Ton. Das macht den Bauch flach und glättet unschöne Wellen. Manche Hosen haben diese Art „Minirock" direkt am Bündchen angenäht.

Wachsen in Minuten

Grundsätzlich gilt: Unis lassen größer aussehen als Muster. Eine Farbe ist besser als das gerade so angesagte Colourblocking (Jacke, Hose und Top haben jeweils eine andere kräftige Farbe). Die Jacke so groß wie nötig, so schmal wie möglich kaufen.
Das optimale Ich-bin-groß-Outfit sieht so aus: Jacke, Hose und Schuhe in einer Farbe. Hose gerade geschnitten, eventuell mit hohem Bündchen. Jacke so lang, wie man sich wohlfühlt, meist kurz über den Po reichend, aber schmal geschnitten und leicht tailliert!

Schöner Po

Einen guten Schnitt erkennt man erst, wenn man die Hose anhat. Hat die Hose einen eingesetzten Sattel (so nennt man einen dreieckigen Einsatz am hinteren Bündchen), formt sie den Po schöner. Eng stehende Po-Taschen und gerade Hosenbeine sorgen dafür, dass man optisch ein bis zwei Größen schmaler wirkt.

Busenwunder

Der Sport-BH ist ein absolutes Muss. Sie fühlen sich viel sicherer, und Ihr Busen tut nicht weh. Denn das empfindliche Brustgewebe wird nicht übermäßig und ruckartig gedehnt, sondern gestützt. Heute geben die Sport-BHs dem Busen auch noch eine schöne Form.
Und wenn er trotz Sport-BH immer noch schmerzt, dann ziehen Sie zwei davon übereinander. Das wirkt Wunder. Meine persönliche Erfahrung.

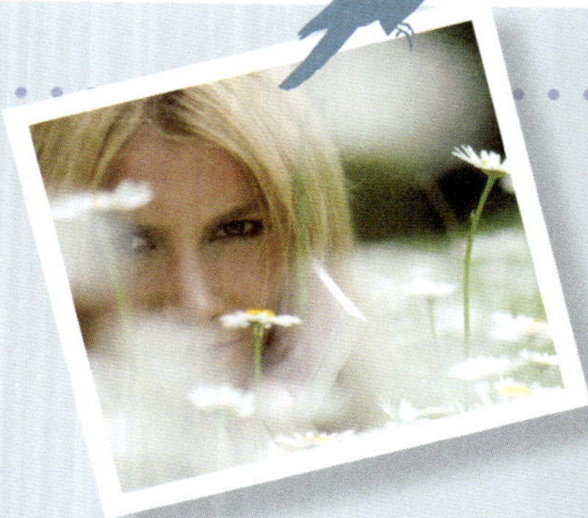

Finde das Gute an Dir!

Wissen Sie, was richtig klug ist? Sich selbst zu mögen. Nur dann haben Sie auch richtig Lust, sich zu bewegen. Dann finden Sie das schön, hören Ihrem Körper zu, sind umsichtig mit sich selbst. So nehmen Sie auch Widrigkeiten auf die leichtere Schulter, lassen sich nicht so leicht stressen. Heißt auf Neudeutsch „Selfcompassion". Ist im Trend: gut sein zu sich selbst. Sich selbst achten. Bringen Sie sich selbst Respekt entgegen, dann ist das Leben gleich viel schöner.

Nehmen Sie sich ein wenig Zeit, setzen Sie sich in Ruhe hin und gehen Sie schriftlich der Frage nach:

Was mag ich an mir?

Finden Sie mindestens 10 Eigenschaften – Ihres Äußeren und Ihres Inneren, die Sie mögen, denen Sie künftig mehr Respekt zollen werden. Übrigens: Diese Liste wächst – mit jedem Tag, an dem Sie sich bewegen.

ich mag mich 6

Veränderung

Der Muskel macht klug

Wussten Sie, dass es den motorischen Lerntyp gibt, den sogenannten kinästhetischen? Solche Menschen begreifen, fühlen die Welt um sich herum, anstatt nur nachzudenken. Sie sind experimentierfreudig, bewegen sich viel – und lernen vor allem über Taten. Sie sind in Aktion, gestikulieren. Erzählen mit dem ganzen Körper, müssen alles berühren und tun das kund mit: „Das fühlt sich gut an …", „Das berührt mich …" Sie lesen die Körpersprache des anderen, vergleichen sie mit seinen Worten. Spüren sofort, wenn das nicht stimmig ist.
Tun Sie das auch? In jedem von uns steckt ein kleiner Kinästhetiker. Lassen Sie ihn einfach raus! Lassen Sie Ihren Körper mitsprechen – beim Lernen, beim Reden, beim Erkunden, beim Zuhören. Dann prägt sich das, was Sie tun, auch besser in Ihrem Gehirn ein.

Der Muskel hält den Kopf jung

Wer alt wird, verliert seine grauen Zellen. Nicht viel, nur so etwa 15 Prozent. Das würde auch nicht schaden, denn wir haben genug Gehirnmasse. Das Problem ist eher: Wenn wir irgendeinen Körperteil nicht bewegen, zum Beispiel einen Arm, weil er eingegipst ist, dann schrumpft im Gehirn die dafür angelegte „kortikale Karte". Wird der Arm dann vom Gips befreit, können wir erst mal keinen Faden mehr durch das Nadelöhr fädeln. Durch Nichtbenutzung verlieren wir an Feinmotorik. Die kommt aber wieder, wenn wir unsere Hand gebrauchen.
Das zeigt: Unser Gehirn ist wunderbar plastisch. Veränderbar, je nachdem, wie wir unseren Körper benutzen – sprich: das Gehirn anregen.

„Was Du mir sagst,
das vergesse ich.
Was Du mir zeigst,
daran erinnere ich mich.
Was Du mich tun lässt,
das verstehe ich."

Konfuzius

Klug genutzt, ist schon gewonnen

Haben Sie ein waches Gehirn, verfügen Sie über rund 1 Kilogramm Dendriten. Das sind kleine Verästelungen, sie bilden sozusagen Ihre Datenautobahn. Sie verbinden die einzelnen Gehirnzellen miteinander und machen Sie so schlauer. Dendriten können Sie sich selbst erschaffen – leider tun das die meisten Menschen nicht. Dabei reicht schon eine winzige Menge des Hormons Noradrenalin. Sie könnten unter dem Mikroskop sogar beobachten, wie die Dendriten an Ihren Gehirnzellen wachsen. Noradrenalin entsteht, wenn Ihr Gehirn mit Sauerstoff durchflutet wird. Beim Laufen. Durch Ausdauertraining. Durch regelmäßiges Training verbinden sich sogar die entlegensten Hirnregionen zu einem dichten Netz. Einkaufszettel ade, Schlüsselsuche ade! Ihre Konzentrations-, Merk- und Lernfähigkeit nehmen zu.

Die gesteigerte Sauerstoffaufnahme setzt auch viel ACTH frei. Das ist das sogenannte Kreativitätshormon. Es senkt Blutdruck und Puls. Entspannt Sie. Während Ihr Geist hellwach und kreativ ist. Übrigens handelt es sich hierbei nicht um einen kurzfristigen Effekt. Wenn Sie regelmäßig laufen, hält die Wirkung von ACTH lange an, die Kreativität bleibt Ihnen noch Stunden nach dem Laufen erhalten.

Dünger fürs Hirn

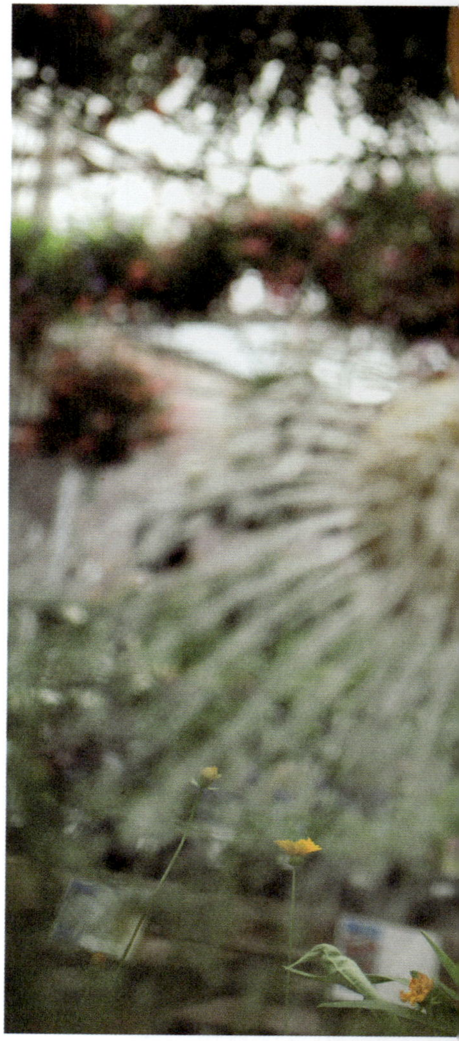

Normalerweise verkleinert sich der Hirnbereich namens Hippocampus im Alter. Das Notizbuch wird zur Kopf-Krücke. Der Schlüssel liegt plötzlich im Kühlschrank. Ständig verliert man den Faden … Das Risiko einer Demenz steigt. Der bewegte Muskel kann diesen Prozess nicht nur aufhalten, sondern sogar umkehren! Das zeigte eine Studie: Kirk Erickson von der Universität Pittsburgh verglich 60 Freiwillige, die ein Jahr lang an einem Sportprogramm teilnahmen, mit 60 Kontrollpersonen, die stattdessen regelmäßig Dehnübungen durchführten. Während nach einem Jahr bei der Sportgruppe der vordere Bereich des Hippocampus um 2 Prozent vergrößert war, hatte er bei den Teilnehmern aus der Kontrollgruppe um 1,4 Prozent abgenommen. Das entspricht dem normalen, altersbedingten Verlust. Den Grund für die Hippocampus-Vergrößerung entdeckten die Forscher in Blutproben der Teilnehmer: Dort fanden sich auffällig erhöhte Mengen eines Botenstoffs namens Brain-derived neurotrophic factor (BDNF). Dieser Signalstoff wirkt wie Dünger. Er hilft, neues Hirngewebe zu bilden und spielt eine wichtige Rolle bei der Entstehung neuer Erinnerungen. Ach ja, nicht

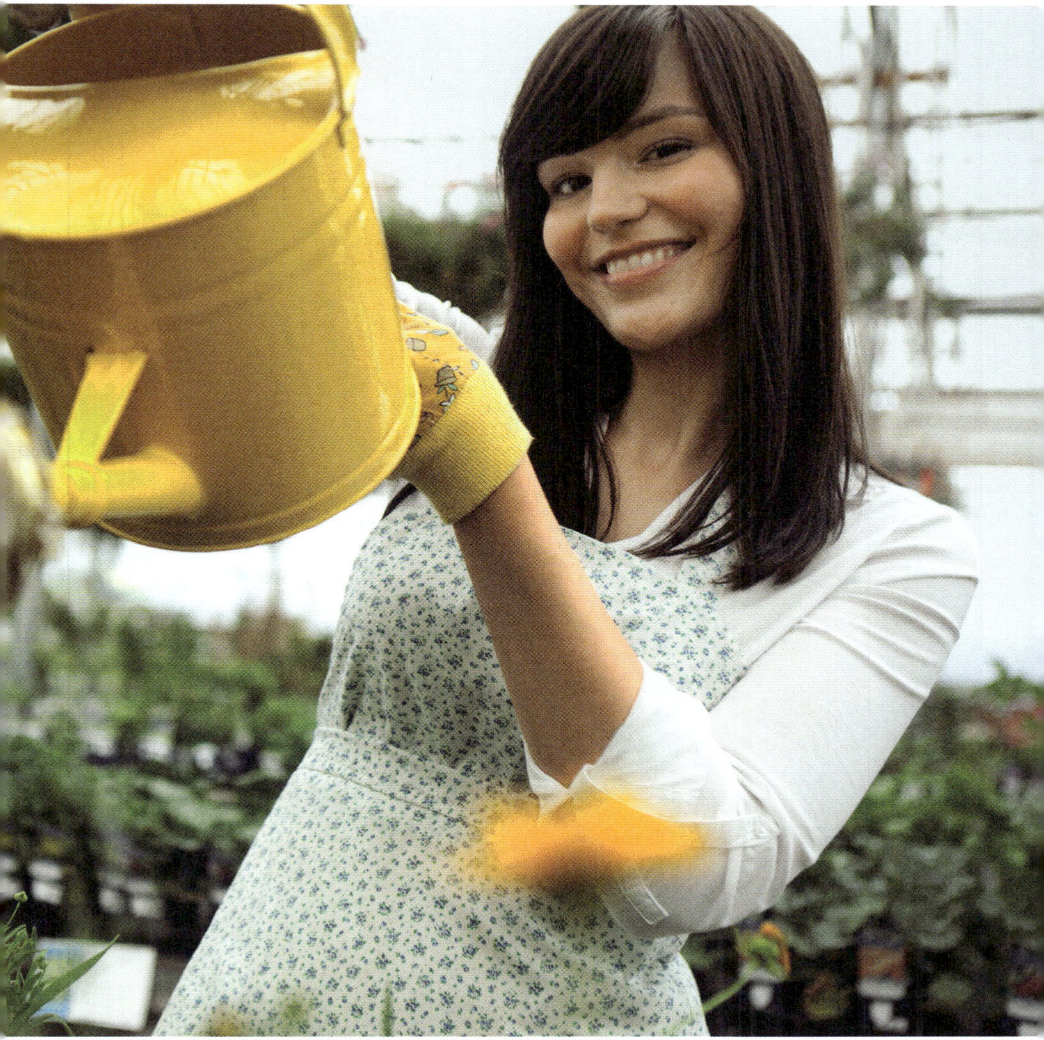

dass Sie denken, die Versuchspersonen seien Jugendliche gewesen. Nein, die Damen und Herren waren schon in ihrer fortgeschrittenen Jugend, also 55 bis 80 Jahre alt! Und den nächsten Satz, den ich schreibe, ahnen Sie schon voraus: Es ist nie zu spät … auch nicht, um Denkleistung und Hirnvolumen zu verbessern.

Blicken, forschen, spüren

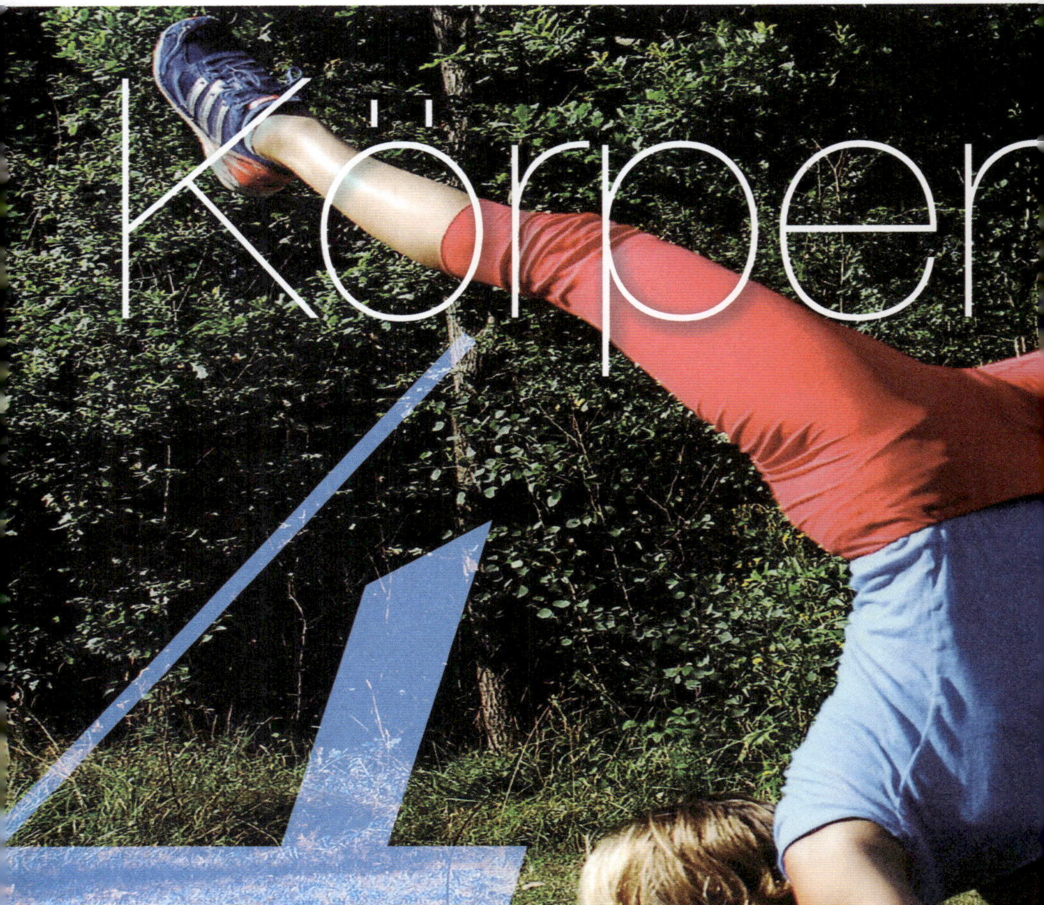

4. Körper

gefühl

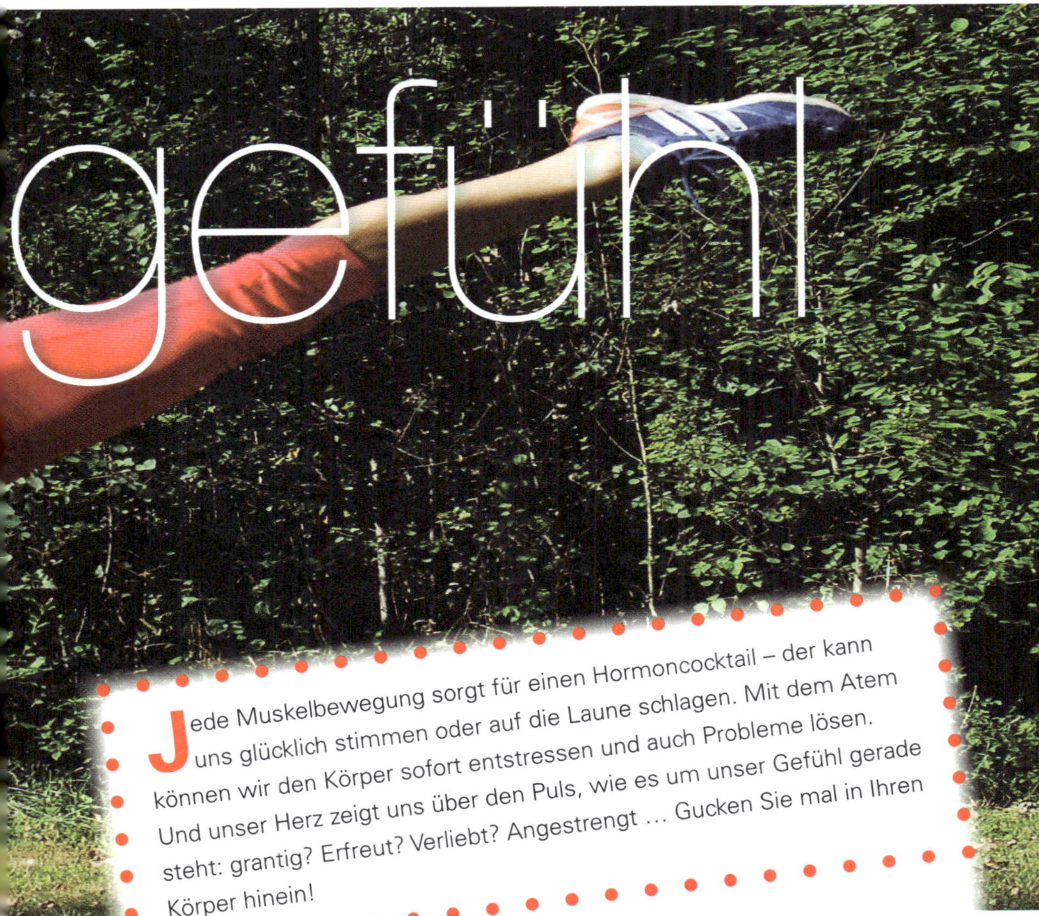

Jede Muskelbewegung sorgt für einen Hormoncocktail – der kann uns glücklich stimmen oder auf die Laune schlagen. Mit dem Atem können wir den Körper sofort entstressen und auch Probleme lösen. Und unser Herz zeigt uns über den Puls, wie es um unser Gefühl gerade steht: grantig? Erfreut? Verliebt? Angestrengt … Gucken Sie mal in Ihren Körper hinein!

Embodiment: Dein Körper, Dein Gefühl

Der Körper spiegelt die Gefühle und Gedanken wider. Mit hängendem Kopf, hochgezogenen Schultern … Und umgekehrt reguliert der Körper auch unsere Emotionen. Setzen wir unseren Körper ein, verändern wir auch unsere Gefühle, unser Selbstbewusstsein. Die Wissenschaft, die sich damit beschäftigt, nennt sich Embodiment. Ganz viel steht darüber in Marions Buch *Der Feelgood-Faktor,* wie man die Weisheit des Körpers nutzt. Hier ein kleiner Auszug.

Machen Sie sich gleich mal krumm. Ja, richtig krumm. Schultern vor. Brustkorb einklemmen. Rücken runden. Arme schlaff hängen lassen. Kopf senken. Und? Wie fühlen Sie sich? Mistig, gell? Wenn Sie die Stirn runzeln, bereiten Sie den Nährboden für negative Gedanken. Wenn Sie die Schultern hängen lassen, lastet der Alltag viel schwerer auf eben diesen, als wenn Sie sie zurücknehmen. Wenn Sie den Kopf hängen lassen, lassen Sie die Traurigkeit einziehen.

Forscher aus Maryland in den USA haben glatt festgestellt, dass das gesichtslähmende Gift Botox nicht nur Sorgenfalten auf der Stirn glättet, sondern gleichzeitig auch die Depression dahinter lindert. Dass Botox als kosmetisches Antidepressivum einsetzbar wäre, lässt wiederum viele Wissenschaftler die Stirn runzeln.

Es ist ja wirklich nicht besonders lustig, Menschen das Gesicht zu lähmen, damit sie nicht mehr traurig schauen können. Empfehlenswert ist es auch nicht, weil dann die zugehörigen Gehirnbereiche absterben. Nach dem Motto der Evolution: „Gebrauch es oder verlier es."

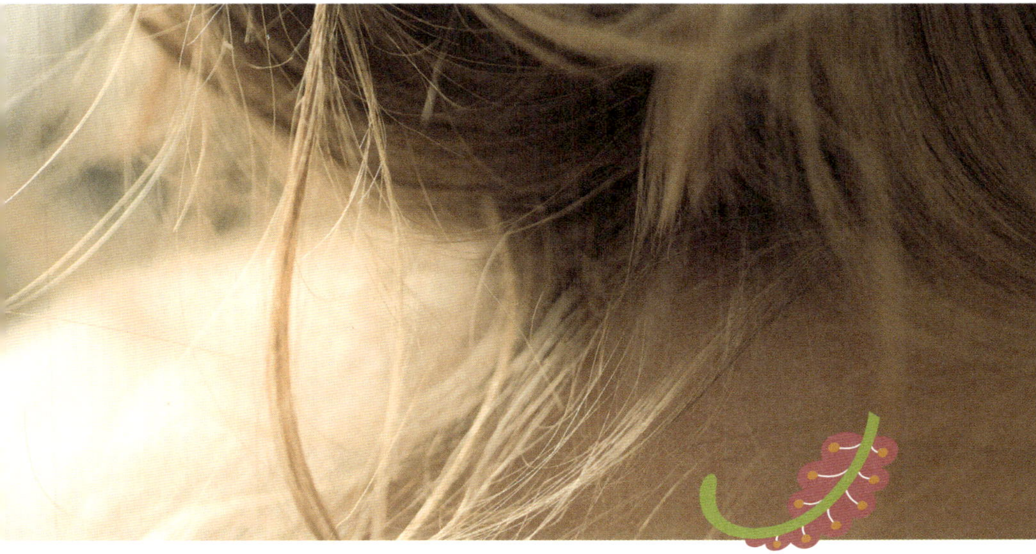

Sich dem Glück entgegenstrecken

So, jetzt reicht es mit den negativen Dingen! Zeit für ein Stück Körperglück. Stellen Sie sich breitbeinig hin, gehen Sie auf die Zehenspitzen. Nehmen Sie Ihre beiden ausgestreckten Arme seitwärts hoch, ein Stück über Schulterhöhe. Strecken Sie sich aus der Wirbelsäule heraus – so als würde Ihr Hinterkopf von einem imaginären Seil sanft in Richtung Himmel gezogen. Nun heben Sie das Kinn leicht an, strecken die Brust raus. Zehn Sekunden strecken. Dabei tief und regelmäßig atmen. Und alles locker lassen. Wie fühlen Sie sich? Frisch? Frei? Selbstbewusster? Mit dieser kleinen Übung hat jede Ihrer Körperzellen Drogen in Form von Neuropeptiden und Hormonen freigesetzt, die uns ein gutes Gefühl schenken. Ihr Körper ist ein sagenhaftes Geschenk. Er verkörpert Ihr Ich. Ihre Gefühle. Ihr Selbstbewusstsein. Das alles können Sie fühlen, wenn Sie eins mit ihm sind. Und mehr in ihm sehen als nur den Träger des Kopfs. Es könnte natürlich auch sein, dass Sie bei dieser Übung nichts gespürt haben.
Dann seien Sie nicht verärgert, nicht traurig. Im Gegenteil, das ist doch wunderbar! Sie haben eine Entdeckungsreise vor sich. Ein Abenteuer. Nämlich das, Ihren

Körper wieder neu zu entdecken. Ihn wieder so wahrzunehmen und wertzuschätzen wie als Kind.
Mit unseren Gedanken sind wir nie bei der Sache – und nie im Körper. Das stresst. Wir können aber unsere Aufmerksamkeit, unsere Wahrnehmung schulen und damit den Stress runterfahren, das Affengeschnatter im Kopf stoppen. Idealerweise integrieren wir ein Körpersinn-Training in den Alltag. Jeden Tag, immer mal wieder, damit es wie das Atmen ins Leben einzieht.

Innehalten – in einer Alltagsbewegung

Egal, was Sie tun, es ist immer der richtige Augenblick, mal zu gucken, **wie** Sie das tun, was Ihr Körper in diesem Moment dazu sagt. Nennt sich auch Achtsamkeit. Also innehalten und einfach die Gedanken und Gefühle auf das richten, was im Körper passiert. Den Druck der Füße fühlen, auf denen ich stehe. Die Kleidung auf der Haut spüren. Den Atemfluss beobachten. Wann stockt er? Das tut er viel zu oft! Und ganz wichtig: Die Muskelspannung in den verschiedenen Körperbereichen aufspüren. Was spannt sich wann an? Der Kiefer, der Nacken? Die Waden? Wir blenden viele Dinge aus – müssen wir, sonst würden wir verrückt.

Anstrengungen aufspüren

Wir können alles leichter machen – wenn wir den Körper benutzen wie ein Kind, wenn wir unnötige Anspannungen loslassen. Darum müssen wir die falschen Anstrengungen in der Alltagsbewegung aufspüren. Was machen die Nackenmuskeln, wenn wir vor dem Computer sitzen? Geht der Nacken vielleicht in die „Schildkröten"-Stellung? Sie telefonieren mit dem Schwiegervater, was tut Ihre Stirn? Wirft sie Falten? Sie stehen in der Schlange, was macht Ihre Hüfte, stehen Sie nur auf einem Bein? Ist Ihr Becken steif, wenn Sie gehen – oder schwingt es natürlich und gesund mit? Was machen Ihre Schultern? Sind sie schützend eingezogen? Der Rücken gebeugt von der schweren Last des Lebens? Diese Anstrengungen muss man aufspüren. Das tut man ganz einfach, indem man tagsüber, von morgens bis abends, immer mal wieder innehält, seine Aufmerksamkeit auf den Körper richtet. Wo ist Spannung spürbar? Die erzählt mir, wie ich diese Bewegung ausführe. Leicht, unbeschwert wie ein Kind? Oder grob wie ein gefühlloser Klotz?

Andere imitieren

Ein wunderbares Spiel mit dem Körper: In der Fußgängerzone Menschen beim Gehen beobachten – und nachmachen. Den Arbeitskollegen beim Sitzen beobachten – nachmachen. In den Körper hineinspüren, wie sich das anfühlt. So können Sie auch Ihren Partner viel besser kennenlernen. Wenn Sie seine Haltung imitieren, seine Bewegungen nachmachen, dann können Sie sich in ihn hineinversetzen. Über die Bewegungswelt des anderen können Sie auch in seine Gedankenwelt eintauchen. Sie spüren, wie es sich anfühlt, wenn sich der andere im Gespräch selbst umarmt. Sie entdecken viel.

Mehr Boden unter den Füßen

Stellen Sie sich vor, auf einem Lehmboden oder auf Moos zu gehen. Spüren Sie, wie Ihre Fußsohle bei jedem Schritt am Boden ankommt und einen sanften, aber deutlichen Fußabdruck hinterlässt. Bei jedem Abdruck sind Zehen und Fußballen, Ferse und Fußaußenkante gut sichtbar. Bei jedem Auftreten geben Sie das Gewicht über die ganze Fußsohle an den Boden ab. Gehen Sie dann weiter – ohne die Vorstellung, Abdrücke zu hinterlassen – und geben dennoch das Körpergewicht vollständig an den Boden ab. Nicht stampfen. Beim Stampfen drücken Sie den Boden weg. Spüren Sie den Boden unter Ihren Füßen mit der Vorstellung, dass er Sie unterstützt. Ist es ein Boden, auf dem Sie sich bewegen können, dem Sie trauen können?
Es gilt, den Boden als Grundlage zu entdecken, anzunehmen und zu nutzen, ein Zusammenspiel zwischen sich und dem Boden zu entwickeln. Wie Sie dieses Zusammenspiel gestalten, hängt entscheidend davon ab, wie es in Ihnen läuft und geht. Wird der Boden zur Grundlage, ist der Grund fürs Gehen und Laufen gelegt. Diese Wahrnehmungsübung können Sie auch mit Laufschritten machen.

7 ich mag mich

Veränderung

Leichtigkeit ertanzt

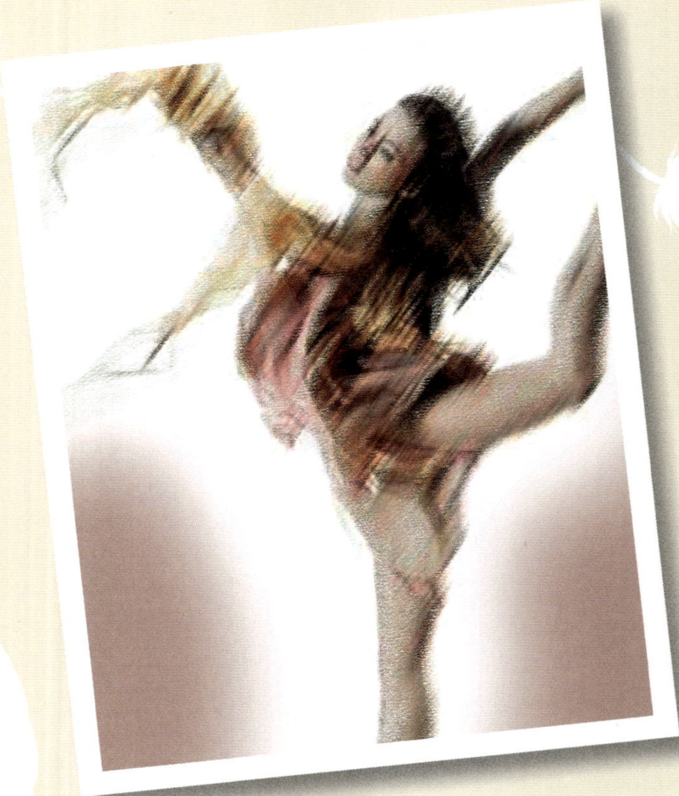

Werden Sie geschmeidig im Kopf und leicht im Körper. Stellen Sie sich einen Tänzer vor, wie er sich bewegt, wie unangestrengt seine Bewegungen sind, wie harmonisch, wie geschmeidig er dahingleitet. Und das probieren Sie auch einmal. Spüren Sie in Ihren Körper hinein und schweben Sie mit ihm zehn Meter durch den Raum, indem Sie jedes Gelenk mit Leichtigkeit ausstatten, indem Sie spüren, woher die Bewegung kommt.

Wir bewegen uns nicht nur mit Armen und Beinen. Nicht umsonst warten im Hüftbereich die stärksten Muskeln – auch sie wollen eingesetzt werden. Da das sexuelle Zentrum in der Hüfte sitzt, wagen wir kulturbedingt nicht mehr, diese schwingen zu lassen, wie es die Natur vorsieht. Zeit, das zu ändern! Schwingen Sie, springen Sie, tanzen Sie, improvisieren Sie!

... Finden Sie Ihren eigenen Stil, Ihre ureigene Harmonie zwischen Körper und Geist. Trauen Sie sich. Am besten zu einer Musik, die Sie bewegt. In jedem Fall nehmen Sie sich vor, künftig jeden Tag ein Mal kindlich, neugierig und offen zu sein. Im natürlichen Bewegungsmodus.

Der Atem – Ihr Lebenszauber

So, jetzt schließen Sie die Nasenlöcher abwechselnd mit dem rechten Daumen und Zeigefinger. Also links einatmen, während der rechte Daumen das rechte Nasenloch verschließt.
Dann den Atem anhalten und beide Nasenlöcher verschließen. Rechts ausatmen und mit dem rechten Zeigefinger Ihr linkes Nasenloch verschließen. Rechts einatmen, anhalten, links ausatmen.

Das ist eine Atemrunde. Der Mund bleibt geschlossen. Sie atmen doppelt so lange aus, wie Sie einatmen.

Einatmen : Anhalten : Ausatmen
= 4 Sek : 4 Sek : 8 Sek.

Bitte machen Sie das erst einmal 5 Runden hintereinander.
Die Wechselatmung bringt nicht nur absolute Ruhe in den Körper, sondern auch Balance. Und lädt mit Energie auf.

Tief atmen, locker werden

Im Yoga bedeutet der Atem pure Lebensenergie und heißt Prana.

Beim Yoga wird er ganz bewusst eingesetzt, bewusst gespürt. Das Erste, was ein beginnender Yogi lernt, ist: Bewusst und tief atmen … über die Nase.

Sie haben vielleicht schon erlebt, dass tiefes Durchatmen Weinen auslösen kann. Verdrängte Gefühle steigen auf. Wer lernt, wieder richtig zu atmen, bekommt auch wieder lockere Muskeln, chronische Verspannungen lösen sich. Und man ist viel, viel besser drauf.

Tief atmen wirkt beruhigend auf das vegetative Nervensystem, die Hormone, den Stoffwechsel. Entspannt sich das Zwerchfell, weichen seelische Verkrustungen auf. Das macht den Menschen offener, spontaner und gelassener. Angstpatienten und auch Schwangere lernen das Atmen. Spitzensportler sind häufig nur noch mit Nasenpflaster anzutreffen.

Atmen Sie über die Nase

Stellen Sie sich vor, Sie öffnen am Sonntagmorgen das Fenster. Sie begrüßen den Tag, strecken sich. Und atmen tief ein: „Oh, ist das ein schöner Tag heute." Haben Sie gedanklich gerade über die Nase oder über den Mund eingeatmet? Ziemlich sicher über die Nase. Die Luft, die wir atmen, schenkt uns nicht nur Lebenskraft, sie verbindet unsere Seele direkt mit unserer Umwelt.
Tief atmen funktioniert nur mit der Nase.

Die Nase ist die beste Tempobremse, die beste Stressbremse – und nichts für Ehrgeizige. Durch die Nase atmen und laufen? Krafttraining machen? Geht das? Ja. Doch die Nase will trainiert werden, sie braucht Zeit zum Anpassen.

Die Mundatmung setzt alle wichtigen Nasenfunktionen außer Kraft. Der Mund ist von Mutter Natur aus nur Futterluke und Atem-Notschleuse. Das fällt so manchem Treppenbenutzer im dritten Stock auf. Nach Luft schnappend. Mundatmung ist Stress. Vorschlag: Trainieren Sie Ihre Nase so, dass die Luft, die sie durchströmt, für den Alltag ausreicht.

Das ist ein Lebenszauber. Den wir uns verwehren.

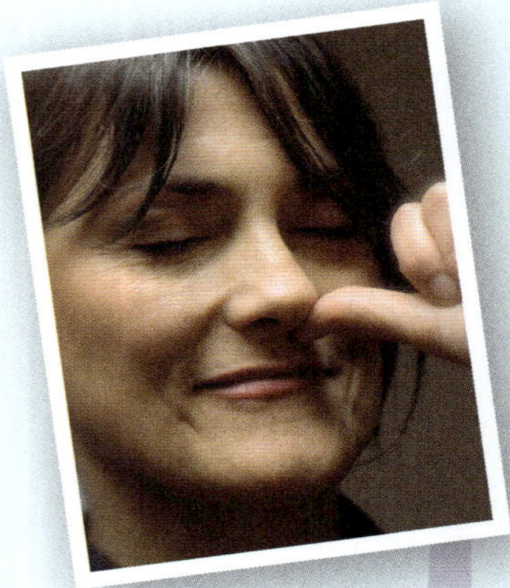

Bitte mehr! Danke …

Der sitzende Mensch atmet durchschnittlich nur ein Zehntel seines möglichen Lungenvolumens ein. Die Atmung ist flach und kann sich nicht bis in die Lungenspitzen und den Bauchraum ausdehnen, da der Bauch im Sitzen immer eingezwängt wird. Aber auch das Bedürfnis, den Bauch einzuziehen, damit die Silhouette ein bisschen schlanker aussieht, begrenzt die Lebensenergie. Öffnen Sie den Gürtel und lassen Sie mal den Bauch raus! Denn der Atem will bis in den Bauchraum fließen. Sein Glück in jede Körperzelle verteilen.
Bei einem Spaziergang erhöht sich diese Menge schon auf das Zweieinhalbfache, beim Laufen oder Schwimmen steigt das Lungenvolumen auf das Zehn- bis Zwanzigfache an.
Das Atmen durch die Nase führt im Vergleich zur Mundatmung zu einer um 10–15 Prozent höheren Sauerstoffsättigung des Bluts. Das bedeutet, unsere Organe können besser mit Sauerstoff versorgt werden und haben mehr Energie. Wir haben mehr Energie!

Gleich mal versuchen

Atmen Sie durch die Nase. Unangenehm? Versuchen Sie, zumindest durch die Nase einzuatmen. Tun Sie das während eines Laufs, werden Sie Ihr Tempo automatisch ein wenig drosseln müssen. Beobachten Sie, ob Ihr Nacken, Ihre Schultern, Brustkorb und Bauch entspannt sind. Nur so können Sie tief atmen. Angespannte Muskeln in Nacken, Schultern und Brustkorb blockieren die tiefe Atmung in den Bauch.
Vielen Menschen fällt es schwer, durch die Nase zu atmen. Sie sind es nicht gewöhnt, haben Probleme wie eine Nasenscheidewand-Verkrümmung oder Polypen.
Doch auch solche Nasen werden

mit dem Training luftdurchlässig. Machen Sie es im Alltag. Immer wieder nur durch die Nase atmen, treppauf, zum Bus, oder am Computer … immer wieder, wenn Sie dran denken. Und machen Sie es in Bewegung!

Das Nasenlauf-Training

Fangen Sie bei niedrigem Tempo an, durch die Nase zu atmen. Und das ist langsamer, als Sie denken. Wenn Sie merken, dass Sie zu wenig Luft bekommen, atmen Sie so lange durch den Mund, bis Sie die Nase wieder einschalten können, oder verlangsamen Sie Ihr Tempo. Sie werden sehen, die nasenatmende Laufstrecke verlängert sich mit dem Training allmählich. Sie wird allmählich meditativ, stressfrei und schonend.
Die Atemfrequenz passt sich automatisch der Schrittfrequenz an. Herz, Lunge, Beine werden beim Laufen eingetaktet und laufen in einem Rhythmus, ohne dass Sie darauf achten müssen. Die Atemfrequenz ist abhängig von Ihrer Leistungsfähigkeit, Ihrer Schrittfrequenz, Ihrem Tempo. Das heißt für Sie: Probieren Sie aus.
Eine Regel allerdings gibt es: Legen Sie mehr Wert auf die Ausatmung. Je tiefer Sie ausatmen, desto leichter und tiefer ist die Einatmung. Denn die Lunge funktioniert wie ein Blasebalg: Nur wenn Sie den Blasebalg ganz leer drücken, kann er sich wieder voll aufpusten.

Tipp

Kleine Orientierungshilfe

Laufen Sie acht Schritte pro Atemzug, befinden Sie sich sicher im Sauerstoffüberschuss. Ihre Muskeln verbrennen Fette. Bei sechs Schritten pro Atemzug befinden Sie sich im Bereich nahe der aerob/anaeroben Schwelle, also gerade noch im Sauerstoffüberschuss. Hier verbrennen Fette mit Turboantrieb. Bei vier Schritten pro Atemzug ist es aus mit Fettverbrennung: Sie japsen, keuchen. Ihr Körper ist in Sauerstoffnot. Ihre Muskeln werden sauer, überflutet mit Laktat.

Aktion

Fühlen Sie Ihren Atem

Über Vergleiche können wir Unterschiede feststellen und dann wählen, was sich entspannt und gut anfühlt. Dazu setzen Sie sich auf einen Stuhl. Die Füße stehen hüftbreit mit den Sohlen auf dem Boden. Jetzt kippen Sie Ihre Hüfte etwas nach vorne. Nur so weit, dass Sie die Sitzbeine auf der Unterlage spüren. Vielleicht haben Sie das Gefühl, dass Sie jetzt ein leichtes Hohlkreuz haben. Das ist gut so. Das ist die natürliche Krümmung der Lendenwirbelsäule. Jetzt kann sich Ihr Bauch entspannt nach vorne wölben. Schieben Sie Ihre Schultern ein wenig nach hinten, nur so weit, dass Ihr Schultergürtel auf der obersten Rippe ruhen kann. Der Nacken wird ein wenig länger, und Ihr Kinn wandert mehr Richtung Hals. Das Wichtigste: Spüren Sie, wie Sie über die Basis, Ihre Hüfte, Ihre ganze Wirbelsäule umorganisieren können. Über der Hüfte, ohne Bauch und Nacken fest machen zu müssen. Ohne die Schultern anzuspannen. Diese Haltung ist Grundvoraussetzung für eine tiefe, befreiende Atmung.

Und nun geht's los:

1. Schließen Sie die Augen und atmen Sie tief über die Nase.

2. Spüren Sie die Atembewegung im Bauch, im Brustkorb, in den Rippen, in den Schultern. Atmen Sie nur so tief, dass es sich weich und entspannt anfühlt. Und tief genug, dass Sie die Atembewegung spüren. Atmen und spüren Sie so eine Minute.

Stellen Sie sich die Bewegung des Atems vor. Beim Einatmen wölbt sich der Bauch ein wenig nach vorne, der Brustkorb wölbt und hebt sich, mit ihm der Schultergürtel. Die Rippen entfernen sich voneinander. Die Wirbelsäule zieht sich in die Länge. Mit der Ausatmung wird der Bauch wieder flacher, der Brustkorb senkt sich, mit ihm die Schultern.
Die Rippen nähern sich an.

3.

Ziehen Sie den Bauch ein und atmen Sie so eine Minute lang möglichst entspannt. Spüren Sie ganz bewusst die Spannung im Bauchraum. Spüren Sie die veränderte, leicht gekrümmte Haltung. Wie fühlen sich Nacken und Schultern an? Angespannt? Kann der Brustkorb die Atemarbeit übernehmen? Speichern Sie die Gefühle ab. Und die Bewegungsvorstellung dazu.

4.

Jetzt wieder mit weichem Bauch atmen. Vergleichen Sie den Atemfluss mit weichem Bauch und mit hartem Bauch. Unterschied spürbar? Bleiben Sie eine Minute bei der entspannten Atmung.

5.

Spannen Sie Ihren Brustkorb an, indem Sie die Arme leicht an den Brustkorb pressen und die Schultern fest machen. So atmen Sie wieder für eine Minute. Wohin fließt der Atem jetzt? Kann er in den Bauch fließen? Wie fühlt sich diese Art von Atmung an? Beklemmend? Verkrampft? Stellen Sie sich die Atembewegung vor.

6.

Atmen Sie jetzt wieder wie am Anfang mit Bauch und Brustkorb. Mit allem, was Sie zur Verfügung haben. Mit der Vorstellung, dass der Atem Sie, Ihren ganzen Körper, bewegt.

7.

Vergleichen Sie. Welche der drei verschiedenen Körperhaltungen und Atembewegungen hat sich frei angefühlt? Welche kam Ihnen bekannt vor? Haben Sie das Zusammenspiel von Bauch, Rippen, Schultern und Wirbelsäule gut gespürt? Unglaublich, wie stark der Atem den Körper bewegt, obwohl Sie glauben, still zu sitzen.

8.

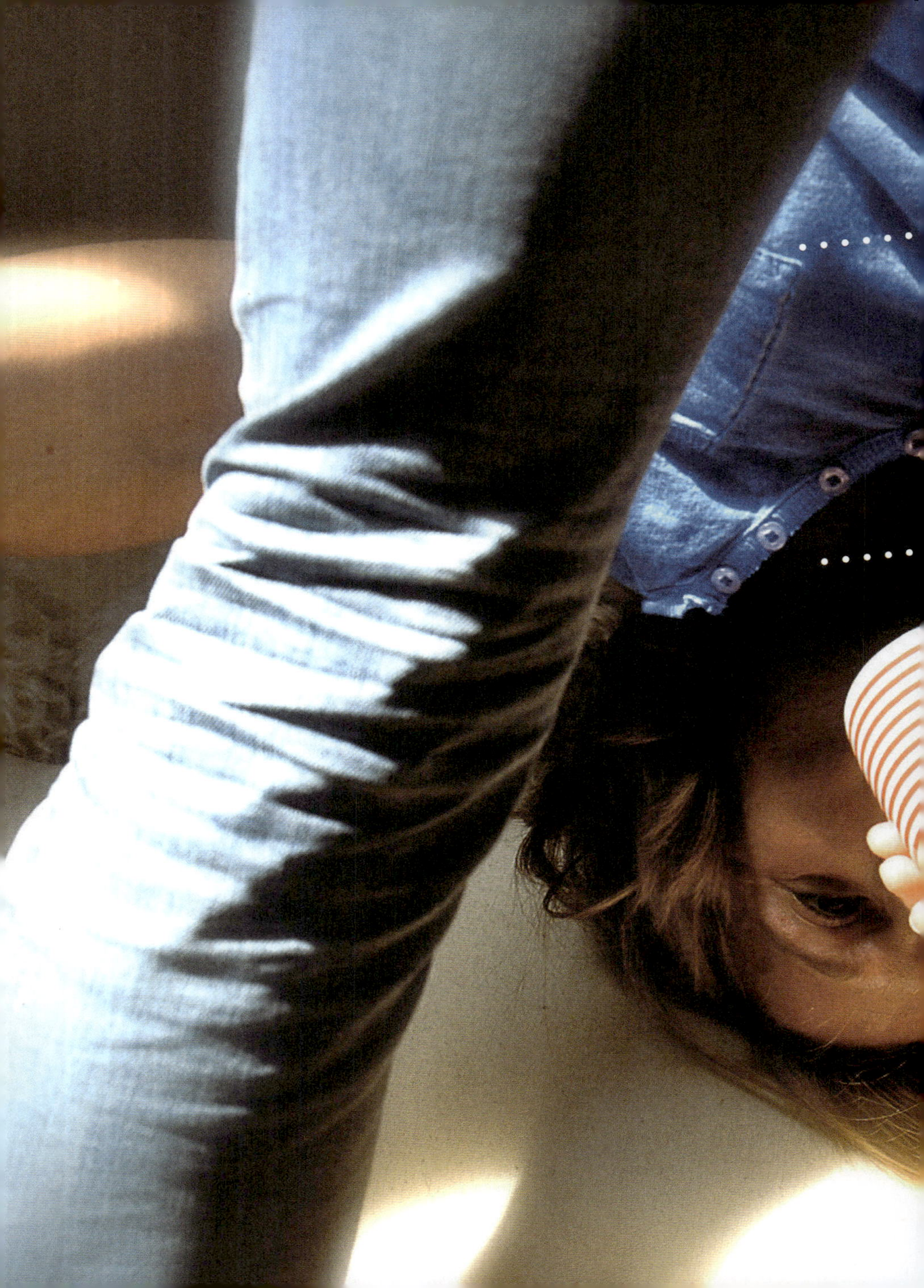

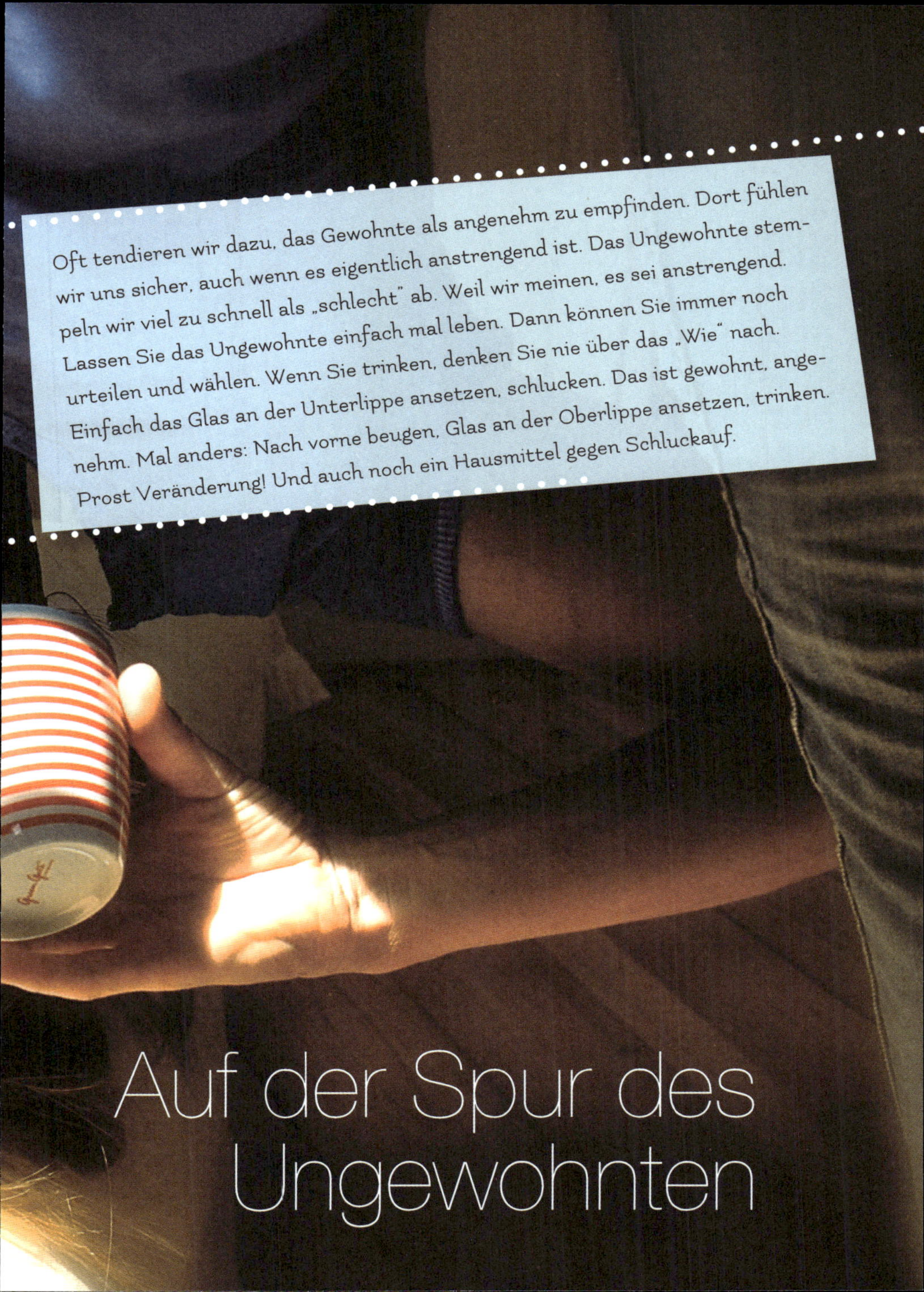

Oft tendieren wir dazu, das Gewohnte als angenehm zu empfinden. Dort fühlen wir uns sicher, auch wenn es eigentlich anstrengend ist. Das Ungewohnte stempeln wir viel zu schnell als „schlecht" ab. Weil wir meinen, es sei anstrengend. Lassen Sie das Ungewohnte einfach mal leben. Dann können Sie immer noch urteilen und wählen. Wenn Sie trinken, denken Sie nie über das „Wie" nach. Einfach das Glas an der Unterlippe ansetzen, schlucken. Das ist gewohnt, angenehm. Mal anders: Nach vorne beugen, Glas an der Oberlippe ansetzen, trinken. Prost Veränderung! Und auch noch ein Hausmittel gegen Schluckauf.

Auf der Spur des Ungewohnten

Am Puls des Lebens

Das Herz ist der Taktgeber des Lebens. Es ist hautnah überall mit dabei. Und steht im direkten Kontakt mit den Gefühlen und Gedanken. Rund 10 000 Liter Blut pumpt der faustgroße, rund 350 g schwere Hohlmuskel jeden Tag durch den Körper. Das Herz schlägt 60 Mal pro Minute, wenn Sie schlafen oder meditieren. Beim Spaziergang nimmt es Fahrt auf, schlägt 100 Mal pro Minute. Und wenn Sie noch einen Zahn zulegen, dem Bus hinterherlaufen oder das Treppenhaus hochrasen, pumpt es mit einer Schlagkraft von 180.

Es passt sich der Leistung ständig an. Aber es reagiert auch auf Gefühle. Kennen Sie: Eine Rede vor einer Menge Menschen lässt es rasen. Die große Liebe lässt es rutschen – tief in die Hose, wild klopfend. Ihr Herz pumpt über die Blutbahnen unablässig Blut (und damit Sauerstoff und Nährstoffe) zu jeder Zelle. Auch zu jeder Muskelzelle. Ihre Herzfrequenz ist also das Maß für Anstrengung. Die Belastung, die Sie sich zumuten, können Sie somit an Ihrem Herzschlag ablesen und einschätzen. Sinn – leider auch Unsinn – einer Pulsuhr.

Fühlmomente

Schließen Sie jetzt für ein paar Momente die Augen. Und fühlen Sie Ihren Herzschlag. Im ganzen Körper. Gehen Sie auf die Suche. Starten Sie im linken Zeigefinger. Gehen Sie die Finger durch, die Hand das Handgelenk, den Arm, die Schulter, den Hals, den Kopf … Wandern Sie durch den Körper. Wo können Sie Ihren Herzschlag spüren? In den Ellenbogenbeugen? Im Hals, im Brustkorb?

Schon allein diese ruhigen, suchenden Momente lassen Sie und Ihr Herz zur Ruhe kommen. Machen Sie diese Übung regelmäßig. Sie

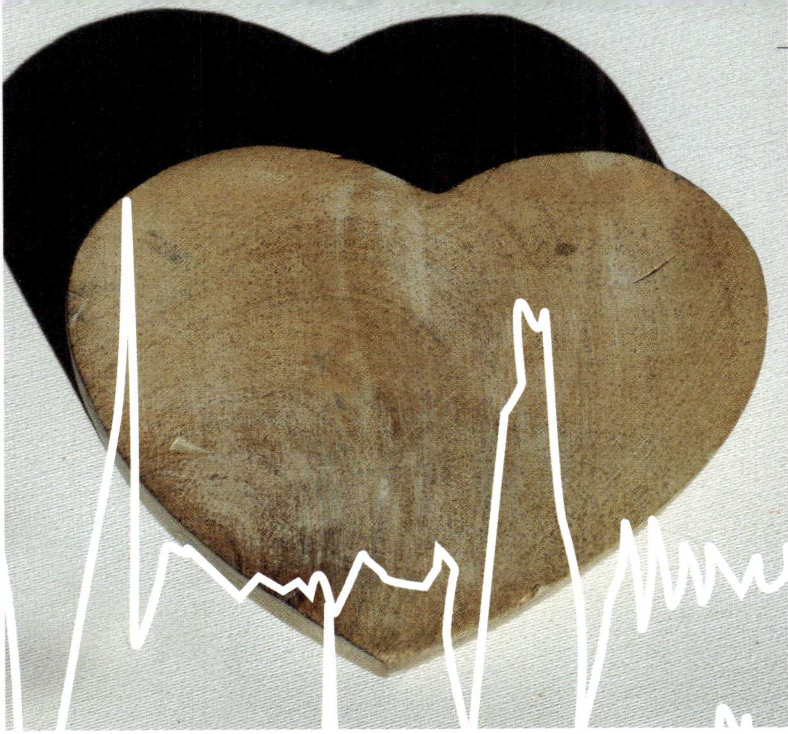

funktioniert im Stehen, im Liegen, am Schreibtisch. Einfach immer mal wieder die Augen schließen und spüren.

Sport – erst mit Pulsuhr, dann mit Gefühl

Auch beim Laufen oder beim Springen auf dem Trampolin achten Sie auf Ihren Herzschlag. Am besten – anfangs – mit einer Pulsuhr. Sie unterstützt den Blick nach innen. Hilft Ihnen, das Lauftempo zu regulieren. Doch Vorsicht: Lassen Sie Ihre Pulsuhr nicht die Oberhand gewinnen! Machen Sie sich nicht abhängig von der Zahl, die auf dem Pulsmesser steht, denn Ihr Herz schlägt jeden Tag in einem anderen Takt. Und der ist abhängig von Ihrer Laune, Ihrer Magenfüllung, der Tages- und Jahreszeit sowie Ihrem Trainingszustand.
Viel wichtiger ist Ihr Gefühl. Ihr Körpergefühl. Und das entwickeln Sie mit der Zeit. So stark, dass eine Pulsuhr keinen Sinn mehr macht. Dann, wenn Sie einen guten Körpersinn besitzen.

Aktion

Ich bin Herzspezialist

Tragen Sie den Pulsmesser doch mal einen ganzen Tag lang. Gucken Sie, was Ihr Herz so macht, wenn Ihnen Ihr Schwarm am Kopierer begegnet oder Sie der Kollege gerade mal wieder aufregt. Aber in solchen Momenten bitte ganz unauffällig auf die Uhr schauen! Wie hoch geht Ihr Puls, wenn Sie Einkaufstüten hochschleppen, wenn die Kinder streiten? Wenn Sie in Ruhe eine Tasse Kaffee trinken? Ich kann nur sagen, so ein Tag mit um die Brust geschnalltem Pulsmesser ist sehr aufschlussreich, und das Ganze lohnt sich! Sie schärfen Ihren Blick ins Innere, den Blick auf sich und Ihren Körper.

Messen Sie den

- Puls vor dem Aufstehen
- Puls beim Kaffeetrinken
- Puls, wenn Sie unter Strom stehen
- Puls beim Treppensteigen
- Puls beim Einkaufen
- Puls beim Krafttraining
- Puls nach ein paar tiefen Ausatmungen
- Puls vor dem Schlafengehen

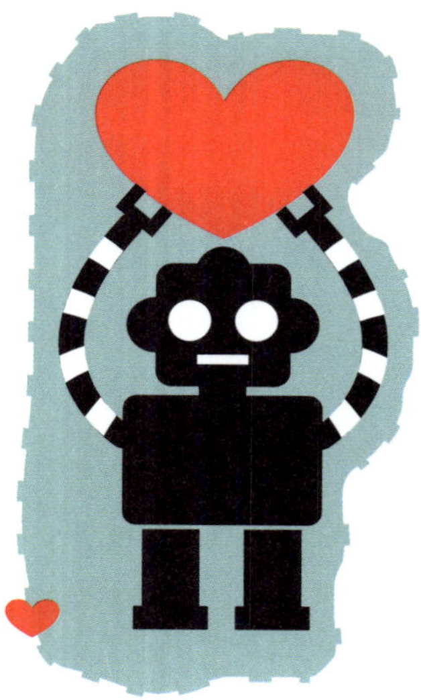

Auf welcher Frequenz leben wir?

Eine Pulsuhr misst Ihre Herztöne – wie ein EKG während der Belastung. So können Sie Ihr Tempo dosieren und lernen sich und Ihr Herz besser kennen. Die niedrigste Herzfrequenz (Puls) haben Sie im Reich der Träume, wenn Sie schlafen. Messen Sie Ihren Ruhepuls morgens im Bett, noch bevor Sie vom nervigen, herzerzürnenden Klingeln Ihres Weckers aufschre-

cken. Notieren Sie sich diesen Wert und vergleichen Sie ihn dann mit demjenigen in vier und in acht Wochen. Er wird niedriger sein, denn Ihr Herz arbeitet dann ökonomischer, vorausgesetzt Sie haben nicht nur Däumchen gedreht.
Die maximale Herzfrequenz (maxHF) ist die höchste Herzfrequenz, die Sie erreichen, wenn Sie wirklich alles geben, sich verausgaben. Die müssen Sie nicht unbedingt kennen. Ich verwende sie hier nur zur besseren Erklärung.

Im tiefen Tal

Bei 60 Prozent der maxHF, dem niedrigen, oft verordneten Gesundheitspuls, verschenken Sie – falls Sie dieses Tempo zur Gewohnheit machen – wertvolle Trainingseffekte, und Ihre Motivation verpufft. Sie verbrauchen zu wenig Energie, zu wenige Kalorien. Sie sind dann nur enttäuscht, weil sich figurtechnisch nichts verändert und die Fitness auf sich warten lässt. Und Sie denken natürlich: „Das habe ich schon geahnt, bei mir klappt das nicht." (Ach, wie oft ich das schon gehört habe …)
Das Gute an 60 Prozent der maxHF: Sie machen es eigentlich goldrichtig. Die Muskeln arbeiten im aeroben Bereich, da, wo genügend Sauerstoff zur Fettverbrennung verfügbar ist. Aber eben mit angezogener Handbremse. Sie verbrennen Fett. Nur leider wenig. Würden Sie sich trauen, einen Zahn zuzulegen, mehr Kalorien zu verbrennen, bekämen Sie, was Sie wollen … Die Fitness wächst schneller, die Pfunde schrumpfen rascher. Der untere Pulsbereich lohnt sich nur, wenn Sie Zeit haben. Viel Zeit. Mindestens eine Stunde und mehr.

Turbo einschalten

Ich weiß, man hat Ihnen gesagt: Trainieren Sie ganz locker im Fettverbrennungsbereich, in diesem Pulsbereich verbrennen Sie prozentual am meisten Fette: Insgesamt verbrauchen Sie wenige Kalorien, also auch Fettkalorien. Legen Sie den Turbo-Gang ein – ohne angezogene Handbremse – schraubt sich Ihr Puls nach oben bis auf 80 Prozent der maxHF. Hier arbeitet der Muskel intensiv. Verbrennt mehr Kalorien. Mehr Fettkalorien. Natürlich auch mehr Zucker. Zucker ist eben der schnellere Energielieferant. Was heißt das für Sie?

Bei einer halben Stunde Laufen oder Mini-Trampolin-Training heißt es: lieber den Turbo-Gang einlegen. Der Energieverbrauch steigt messbar an. Und damit auch der absolute Fettverbrauch. Wir wollen Kilogramm. Fettkilos. Wir wollen den Erfolg im Spiegel sehen, die Fitness spüren.

Anders als die weitverbreitete Meinung besagt, werden Fette ab der ersten Minute verbrannt und nicht erst nach 30 Minuten.

Nur nicht zu hoch

Schießt der Puls in die Höhe auf über 85 Prozent der maxHF, wird's anstrengend. Die Qual steht einem ins Gesicht geschrieben. Man keucht und japst, die Beine werden schwer. Alles Anzeichen dafür, dass dem Muskel förmlich die Luft wegbleibt. Er japst nach Sauerstoff, so wie Sie. Das Dumme ist, der Energietank „Fett" lässt sich nur vom Muskel mit dem Schlüssel „Sauerstoff" öffnen. Und was machen Sie? Sie werfen den Schlüssel weg, lassen Ihre Muskeln leiden. Und verbrennen nur Zucker. Und Ihr Körper wird von Milchsäure – im Fachjargon „Laktat" – überflutet. Dieses Abfallprodukt aus der Zuckerverbrennung sammelt sich im Muskel an, verteilt sich über die Blutbahnen im ganzen Körper und schwächt das Immunsystem, raubt Energie.

In der Sportwissenschaft nennt man den Bereich, wo dem Muskel der Sauerstoff ausgeht, den „anaeroben" Bereich. Wer dort trainiert, zerstört wertvolle Muskel- und Immunzellen.

Der Schwellenpuls – Ihr Puls

Den Bereich, wo der Muskel genügend Sauerstoff zur Verfügung hat, bezeichnet man als den „aeroben" Bereich. In diesem Bereich verbrennt der Muskel Fette und Zucker vollständig. Hier können Sie nach Herzenslust experimentieren. Dieser Pulsbereich ist wie eine große Spielwiese. Je näher an Ihrem Schwellenpuls Sie laufen, desto anstrengender wird's, desto effektiver wird's.

Den Pulswert, bei dem Ihr Muskel Atemnot bekommt, umstellt auf reine Zuckerverbrennung, wo sich mehr Milchsäure im Körper anhäuft, als abgebaut werden kann, nennt man „Schwellenpuls". Man kann ihn im Blut messen. An der Schwelle ist der Milchsäurespiegel im Blut ca. 4 mmol/l. Wobei das keine feste Zahl ist. Sie ist abhängig vom jeweiligen Trainingszustand. Den Schwellenpuls bitte nicht überschreiten! Nur so finden Sie Gefallen an der ganzen Sache. Das Fett schmilzt, und die Laune hebt sich. Kurz unterhalb des Schwellenpulses.

Und wenn Sie mal drüber kommen, merken Sie das relativ schnell: Das blümerante Gefühl wollen Sie nicht öfter haben. Es sei denn, Sie sind Leistungssportler oder etwas zu ehrgeizig. Aber um Ihr Gefühl für Tempo zu entwickeln, Ihr Gefühl für Anstrengung zu erforschen, ist es wichtig, auch mal über die Grenze hinauszuschießen. Es sollte nur nicht zur Gewohnheit werden. Nach dem Motto: „Fehler machen klug." Also, erspüren Sie Ihre Grenzen!

Wo isser denn? Der richtige Puls …

Eine Pulsformel will ich Ihnen nicht an die Hand geben. Die finden Sie zuhauf im Internet. Hier geht es in erster Linie um Ihr Gefühl für Ihren Körper, Ihr Herz, Ihre Belastung. Ob Sie eine Laktatleistungsdiagnostik machen oder eine Rechenformel benutzen, ist eigentlich schon egal. Die Diagnostik ist natürlich genauer. Doch Sie erhalten damit nur einen Richtwert, der jeden Tag variiert. Mal 10 Pulsschläge höher oder mal 10 Pulsschläge tiefer sein kann. Sie sehen: Körpergefühl und Orientierung sind wichtig. Lernen Sie sich lieber kennen, lernen Sie sich vertrauen. Das ist der beste Richtwert. Das klappt ganz gut mit dem kleinen Test auf Seite 134f. Noch ein Wort: An manchen Tagen ist der Puls zu hoch, an manchen Tagen bekommen Sie ihn einfach nicht zum Laufen. Lassen Sie sich davon nicht entmutigen! Das Leben ist Veränderung. Jeden Tag.

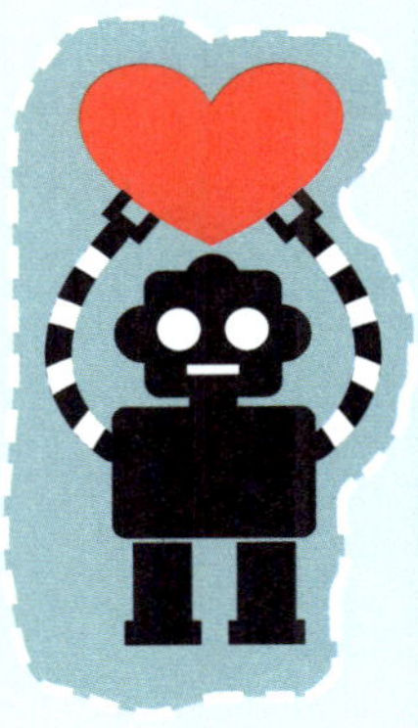

Ihr Herz reagiert darauf. Spüren und forschen Sie. Das Wichtigste ist Variation. Mal etwas flotter laufen, wenn Sie gut drauf sind. Bei schweren Beinen und Gemüt reicht auch ein lockeres Vor-sich-hin-tappeln. Hauptsache, Sie bleiben dran.

Test!

Pulsfinde-Lauftest

Sie sollten in den folgenden Tagen, in denen Sie Ihren persönlichen Grenzpuls suchen, Ihre Laufeinheit immer zur selben Tageszeit absolvieren und die Bedingungen gleich halten. Nicht feiern, nicht spät ins Bett gehen. Das veranschlagte Tempo sollten Sie 15–20 Minuten lang durchziehen. Fünf Minuten Einlaufen nicht vergessen! Ganz locker. Ihre Strecke sollte eben und immer dieselbe sein. Ihren ersten Lauf gestalten Sie gefühlt locker. Für Sie wäre das zum Beispiel ein Puls von 120 und für den Herrn Maus ein Puls von 150. Setzen Sie Ihre Anfangsbelastung nicht zu hoch an. Wenn Sie nun Ihren gewählten Puls gut gehalten haben, wobei es auf 2–3 Schläge Abweichung nach oben oder unten nicht ankommt, und nach den 15–20 Minuten noch fit und halbwegs ausgeruht sind, dann wiederholen Sie das Spielchen am nächsten Tag. Sie müssen Ihren Puls aber jetzt um 5 Schläge steigern, für Sie wären das folglich 125, und Herr Maus müsste mit 155 laufen. Diese Steigerung um fünf Schläge führen Sie so oft durch, bis Sie bei einer der folgenden Laufeinheiten merken, dass es Ihnen zu anstrengend wird. Wenn das z. B. bei einem Puls von 140 passiert, der Puls von 135 vom Vortag für Sie aber noch gut verträglich war, können Sie jetzt den für Sie optimalen Bereich gut eingrenzen. Die obere Grenze wird bei 135 liegen. Plus/minus 5–10 Schläge.

Für den Test brauchen Sie natürlich auch einen Pulsmesser, um Ihren Wohlfühlbereich gut ausloten zu können.

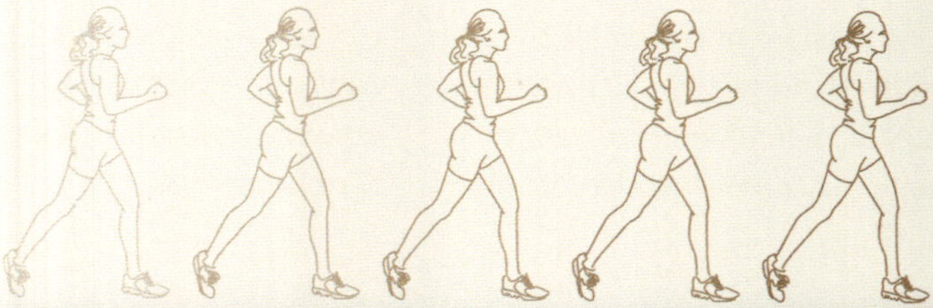

Grenzpuls-finde-Tagebuch

Tragen Sie in den folgenden fünf Tagen ein, mit welchem Puls Sie gelaufen sind, ob Sie den Puls 20 Minuten lang halten konnten. Und ob es leicht war … oder anstrengend. Messen Sie morgens vorher immer erst Ihren Ruhepuls. Daran können Sie schon sehen, ob der Grundpuls an diesem Tag vielleicht ein anderer ist – und Ihr Training dahingehend anpassen. Starten Sie mit Ihrem gefühlten Ich-kann-mich-supergut-gemütlich-bewegen-Puls und hängen Sie täglich 5 Sekunden dran.

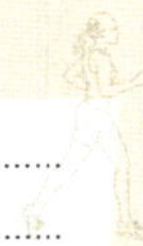

1. Tag: Ruhepuls .... Starter-Trainingspuls ....

Eigene Worte ....

....

....

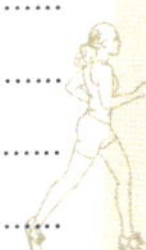

2. Tag: Ruhepuls .... Starter-Trainingspuls ....

Eigene Worte ....

....

....

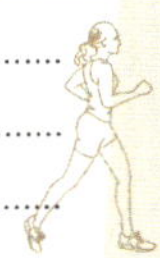

3. Tag: Ruhepuls .... Starter-Trainingspuls ....

Eigene Worte ....

....

....

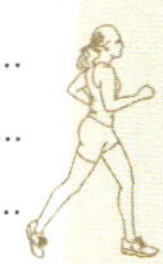

4. Tag: Ruhepuls .... Starter-Trainingspuls ....

Eigene Worte ....

....

....

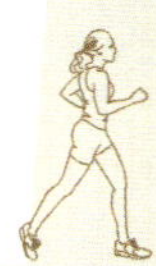

5. Tag: Ruhepuls .... Starter-Trainingspuls ....

Eigene Worte ....

....

....

Aktion

10 Möglichkeiten, mehr Energie in Ihren Tag zu bringen

30 Minuten sind genug? Nein! Ihre Muskeln begleiten Sie 24 Stunden am Tag. Leben für Sie, ackern für Sie rund um die Uhr. Die haben ein Problem, wenn sie zehn Stunden stillgestellt werden. Die brauchen immer mal wieder Aufmerksamkeit, sie wollen immer etwas tun – und Sie mit Hormonen versorgen, mit Gesundbotenstoffen, mit einer guten Figur, mit Konzentration, mit Glück … Das heißt: Glücklich ist, wer es schafft, die Lust an der Bewegung im Alltag zu wecken. Die Trägheitsprogramme in seinem Hirn einfach umzuschreiben.

Der Batteriefüll-Reflex

Fangen Sie an zu forschen: Wo steckt Trägheit, die Sie mit Dynamik anfüllen können? Das machen Sie vier Wochen lang, sodass die Dynamik zum Reflex wird, zum Leben gehört. Ihre Batterien füllt.

Jede noch so kleine (Zusatz-)Bewegung kann als Wunder zu Ihrer dynamischen Menschwerdung beitragen. Na ja, zumindest Ihr Leben gesünder, aufregender und fröhlicher gestalten. Stellen Sie gleich mal eine Liste zusammen, wo überall Sie Trägheitsmomente mit Dynamik anreichern könnten.

Finden Sie gleich mal heraus, wo Sie Trägheit mit Dynamik würzen könnten. Hinsetzen. Mit den Füßen wippen – und aufschreiben.

1. Twisten beim Telefonmarathon mit Mama
2. Zähneputzen auf einem Bein wippend
3. Zur Kaffeemaschine sprinten, statt zu latschen

Move & Fun – meine vier Wochen

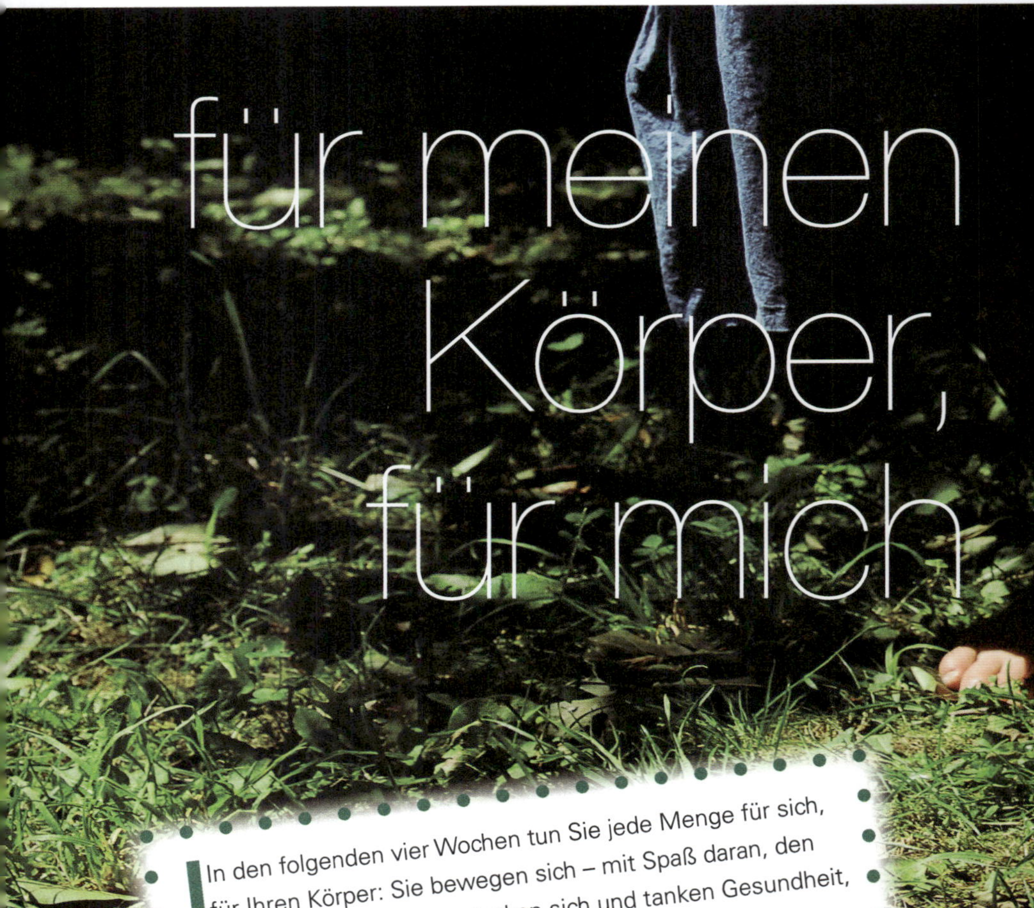

für meinen Körper, für mich

In den folgenden vier Wochen tun Sie jede Menge für sich, für Ihren Körper: Sie bewegen sich – mit Spaß daran, den Körper zu fordern. Sie entdecken sich und tanken Gesundheit, Dynamik & Fröhlichkeit.

5.

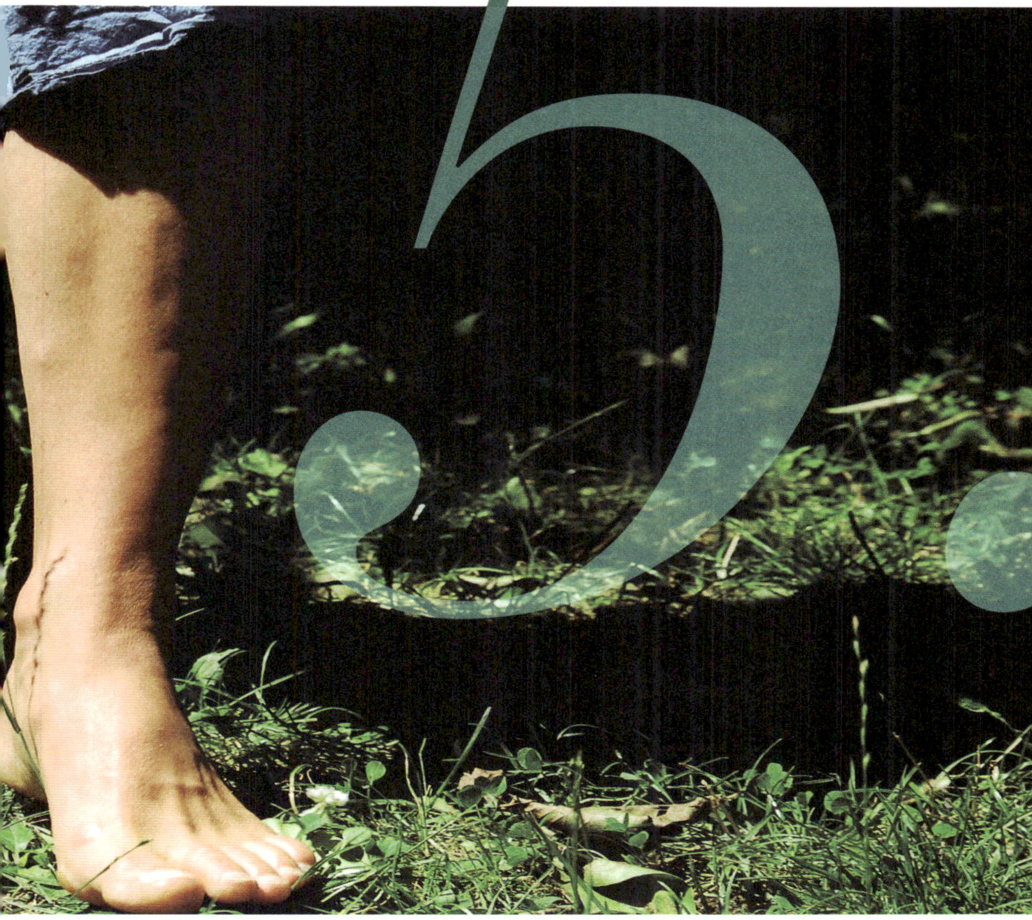

Mein Move & Fun-Programm

MUSKELMENÜPLAN + MUSKEL

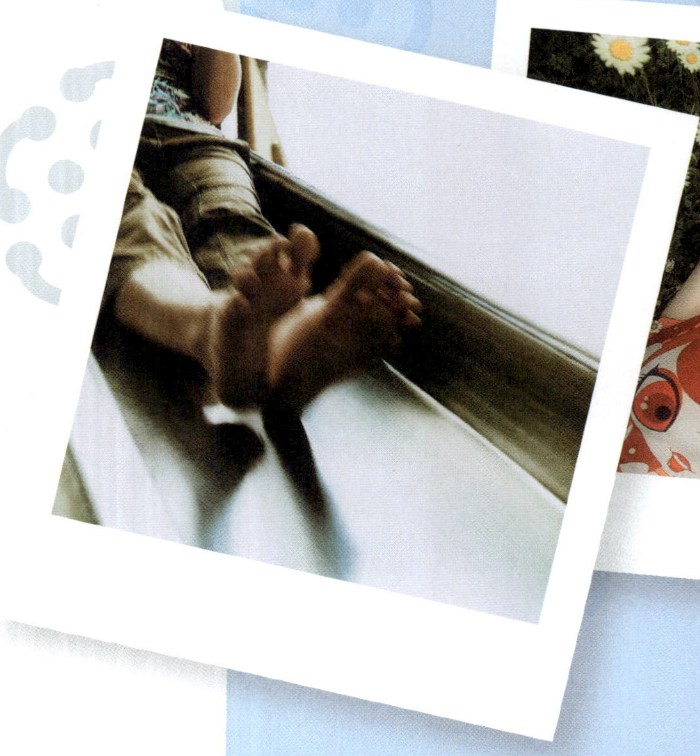

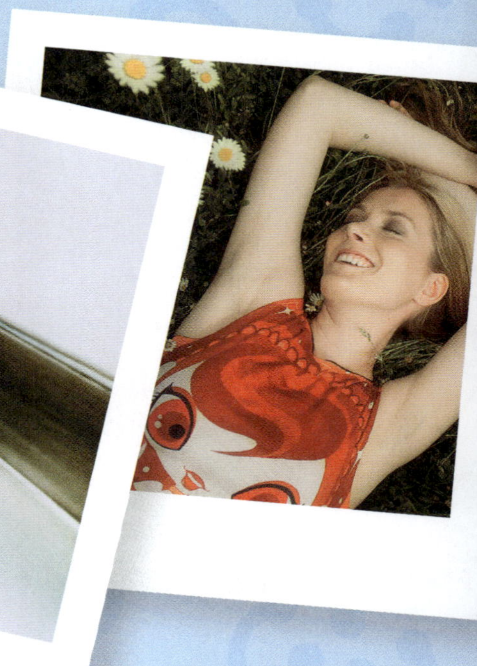

NÜPLAN + MUSKELMENÜPLAN

- 15 bis 30 Minuten Ausdauer täglich ✓
- alle zwei Tage 12 Minuten Muskelaufbau im Wechsel mit ✓
- alle zwei Tage 12 Minuten Dehnen ✓
- jeden zweiten Tag 3 Minuten Lach-Gym im Wechsel mit ✓
- jeden zweiten Tag 5 bis 10 Minuten Körper-Forscher spielen ✓
- ein Mal die Woche eine Funsport-Art ausprobieren ✓

Mein Move & Fun-Ausdauerprogramm

Ausdauertraining schenkt Ihnen Ausdauer im Leben, Durchhaltevermögen und Stressfestigkeit. Es optimiert die Körperchemie, feuert die Fettverbrennung an, schenkt Kreativität, öffnet das Gute-Laune-Drogenkästchen im Körper. Das Selbstbewusstsein wächst mit jedem Schritt, positives Beiwerk: Ausstrahlung und Widerstandsfähigkeit … Diese Liste ließe sich endlos weiterführen. Fangen Sie lieber gleich an – und spüren Sie, was passiert, was Sie bewegt.

Basteln Sie sich einen Reflex

Wichtig ist, dass Sie sich die nächsten 28 Tage wirklich bewegen lassen – jeden Tag aufs Neue. Damit ein Bewegungs-Reflex heranwächst, der Sie künftig durchs Leben begleiten wird. Bewegung gehört dann zu Ihrem Körper, zu Ihrer Seele wie das Atmen zum guten Ton.

Starten Sie Ihre 28 Tage mit täglichen Bewegungshäppchen. Egal, ob draußen in den Laufschuhen oder drinnen auf dem Mini-Trampolin. Sie beginnen morgens, bevor der Stress anfängt – das ist Ihr tägliches Ritual. Fangen Sie mit 15 Minuten an. Und steigern Sie die Bewegungseinheit jeden Tag um eine Minute. Innerhalb von 15 Tagen sind Sie bei einer halben Stunde. Und da wollen Sie hin. Natürlich dürfen Sie auch gleich 30 Minuten genießen. Ganz gleich, wie fit Sie sind. Können tut das jeder. Doch manchmal ist es besser, wenn man seine Motivation mit anwachsen lässt.

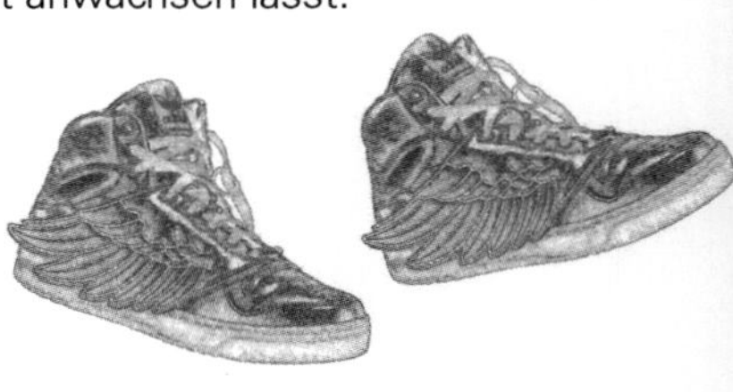

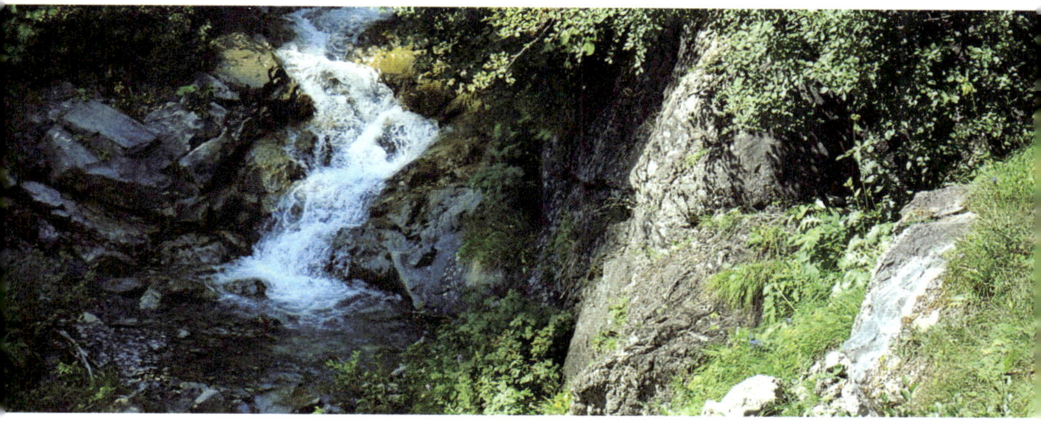

Das Wichtigste an Ihrem Training ist das, was Sie wirklich bewegt: Variation und Körpergefühl. Fühlen Sie immer in Ihren Körper hinein und bringen Sie mit Variationen Spaß in Ihr Bewegungsprogramm.

Der Fun-Faktor

Natürlich sollte es Ihnen Spaß machen. Sie können sich mit Ihrer Lieblingsmusik vom iPod unterhalten. Wer will, kann auch einem Hörbuch lauschen. Oder Sie nehmen sich ein Gedankenspiel mit auf den Weg. Eine Herausforderung, die Sie meistern wollen. Sie können Ihren Lauf auch in eine kleine Meditationsrunde verwandeln. Oder ganz einfach achtsam sein. Mit allen Sinnen die Natur genießen.

Tipp

Besorgen Sie sich ein gutes Mini-Trampolin. Es kostet etwa 200 Euro und ist auf Ihr Gewicht zugeschnitten. Außerdem hat es den Vorteil, dass es den Waldboden zu Ihnen nach Hause holt – nicht nur für die Ausdauer, denn durch die Überwindung der Gravitationskräfte trainiert es auch jeden Muskel von Kopf bis Fuß. Auf dem Trampolin haben Sie die Möglichkeit, auch bei Schnee, Regen oder beim Babysitting in Bewegung zu bleiben. Federnd die Lymphe trainieren, laufend das Fett verbrennen, hüpfend gute Laune tanken ... Die beste Möglichkeit, um Ihr tägliches Bewegungsritual in die eigenen vier Wände zu bringen.

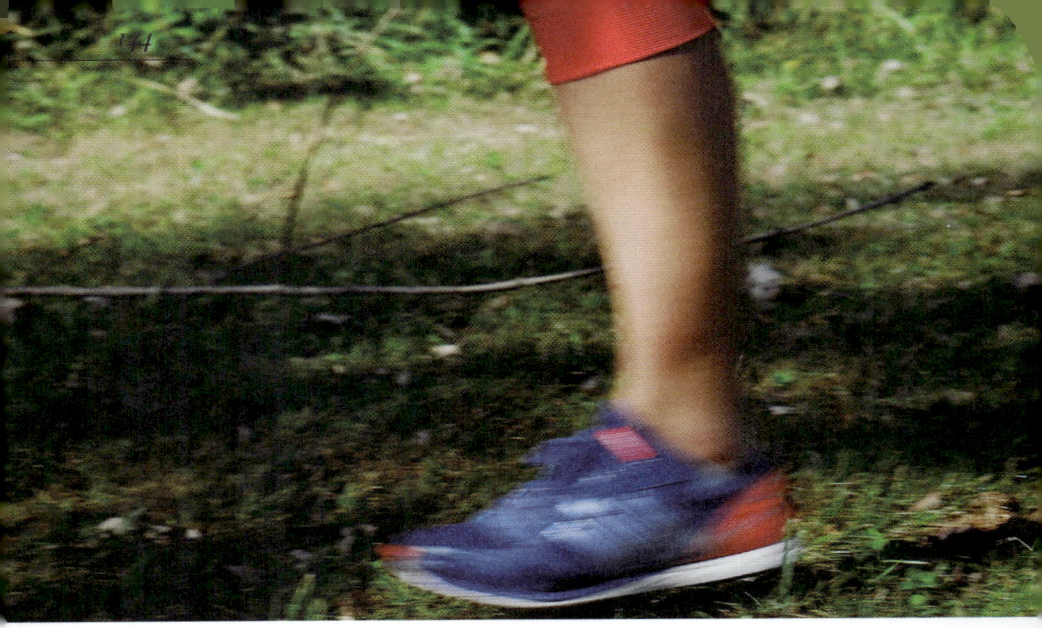

Die Move & Fun-Lauftechnik

Warum fällt Ihnen das Laufen oft schwer? Weil Sie Laufen als „anstrengend" abstempeln. Ja, Laufen kann anstrengend sein – aber das muss es nicht.

Sie haben die Wahl: Zeit, Tempo, Anstrengung bestimmen Sie, Ihr Kopf. Und die meisten Köpfe, die ich kenne, sind auf Leistung ausgelegt.

Leistung ist gut, wenn sie etwas hervorbringt und sich entspannt anfühlt. Wenn sie uns jedoch von etwas Gutem abhält, zum Beispiel vom Laufen, von guter Laune und Glück, dann sollten Sie Ihre Einstellung überdenken. Kinder haben Spaß am Laufen. Strengen sich nicht an. Sie laufen einfach. Sie fühlen. Ohne zu denken. Kindern sitzt noch keine Lebensverspannung im Rücken, in den Waden, sie laufen einfach locker dahin. Sie laufen instinktiv richtig. Weich, auf der Schwerkraft tanzend, ohne Anstrengung. Sie richten sich auf, lassen sich ein wenig nach vorne fallen, lösen die Füße vom Boden, lassen die Beine pendeln, damit sie nicht vornüber auf die Nase fallen.

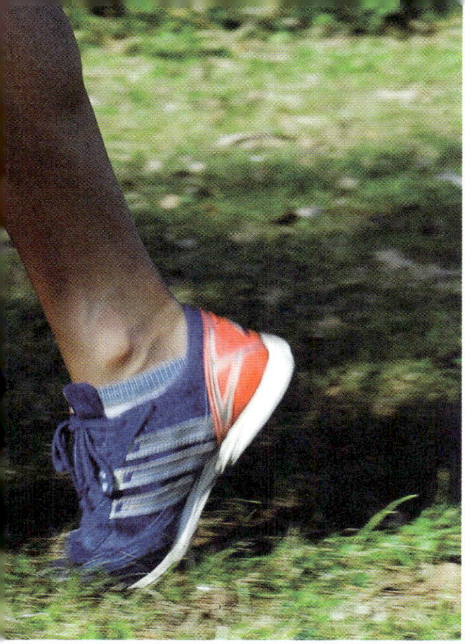

„Ausdauer ist ein Talisman für das Leben."

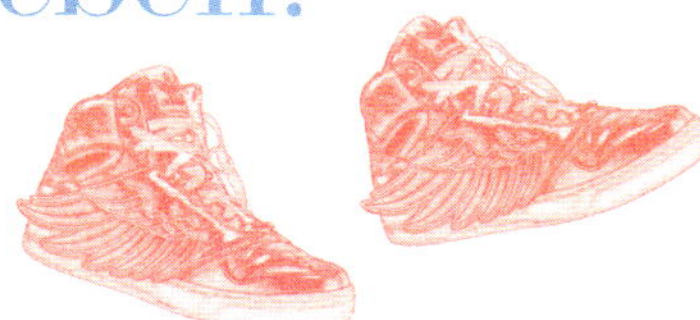

Mit der Schwerkraft laufen – nur nicht umfallen

Stehen Sie gerade, mit aufrechter Hüfte ohne Hohlkreuz, die Arme entspannt, die Ellenbogen etwa 90 Grad abgewinkelt, den Blick nach vorne gerichtet. Stellen Sie sich dabei vor, wie ein Faden, der an Ihrer Schädeldecke befestigt ist, Sie nach vorne-oben zieht. Der Faden hilft Ihnen, lang gestreckt zu bleiben, in der Körpermitte, obwohl Sie sich jetzt leicht nach vorne lehnen und Ihren Körper in Laufrichtung aus dem Gleichgewicht bringen.

Verlagern Sie Ihr Gewicht immer weiter vor Ihre Füße, bis der Impuls kommt, der Ihren Fuß vom Boden löst und Sie einen Schritt nach vorne machen lässt, um nicht vornüberzufallen. Die Schwerkraft hat Ihnen gerade beim ersten Laufschritt geholfen. Wenn der Schritt nach vorne klein genug ist, bleibt der Vortrieb erhalten und der nächste Schritt folgt. Sie kommen ins Laufen. Sie nutzen die Schwerkraft für Ihre Laufkraft. Ist der erste Schritt zu groß, bremsen Sie ab, donnern mit der Ferse auf, schieben automatisch den Po nach hinten, knicken in der Körpermitte ab und schieben Ihr Körpergewicht hinter die Füße, um nicht zu fallen. Der Vortrieb ist verpufft. Sie sind im Bremsmodus.

Kopf und Hüfte schweben mit

Wenn der Kopf gerade auf der Halswirbelsäule sitzt und der Blick etwa 20 Meter nach vorne in Laufrichtung geht, ist der Nacken entspannt und das Kinn etwas in Richtung Hals gezogen. Vielleicht spüren Sie, dass durch diese Kopfhaltung auch die Schultern etwas lockerer werden. So sitzt der Kopf ausbalanciert auf der Wirbelsäule, und die Schultern hängen wie ein Kleiderbügel auf dem Brustkorb, ohne dass sie von den Nackenmuskeln gehalten werden müssen.
Die Wirbelsäule trägt uns zuverlässig und ist doch beweglich wie eine Perlenkette. Sie leitet Bewegungsimpulse vom Fuß bis in die Fingerspitzen und hält uns doch im Gleichgewicht. Sie ist die Verbindung zwischen Armen und Beinen. Und holt sich die Kraft aus der Mitte. Aus der Hüfte. Die Hüfte will aufrecht über dem Boden schweben. Und so die Wirbelsäule tragen. Die Hüfte ist weder nach vorne noch nach hinten gekippt.

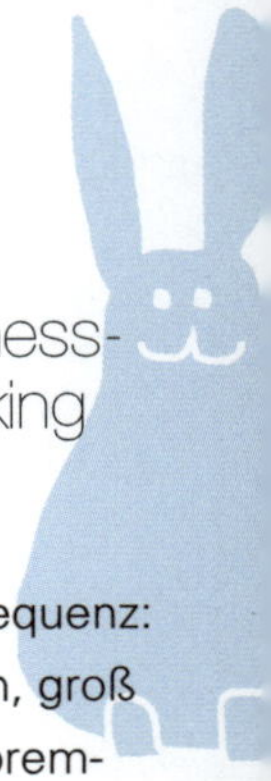

Leichtfüßig wie ein Fitnesshäschen in Colorblocking und Doppel-BH

Das Geheimnis der Schrittfrequenz: Werden die Schritte langsam, groß und nach vorne ausladend, bremsen Sie, lehnen sich nach hinten. Fallen wie ein Kartoffelsack in jeden Schritt. So ist es schwer, den Körperschwerpunkt (KSP) vor den Füßen und oben zu halten, sich leichtfüßig zu fühlen. Kleine, schnelle Schritte helfen, den KSP vor bzw. über den Füßen zu halten. Probieren Sie einen Rhythmus von 180 Schritten pro Minute. Er mag sich am Anfang ungewohnt anfühlen, ist jedoch weniger anstrengend. Warum? Sie lernen zu schweben, zu fliegen. Je kürzer Ihr Fuß am Boden verweilt, desto weniger Zeit bleibt Ihnen, in den Schritt hineinzufallen. Ein Bild, das Ihnen helfen kann: Der Boden ist heiß. Stellen Sie sich das einfach vor.

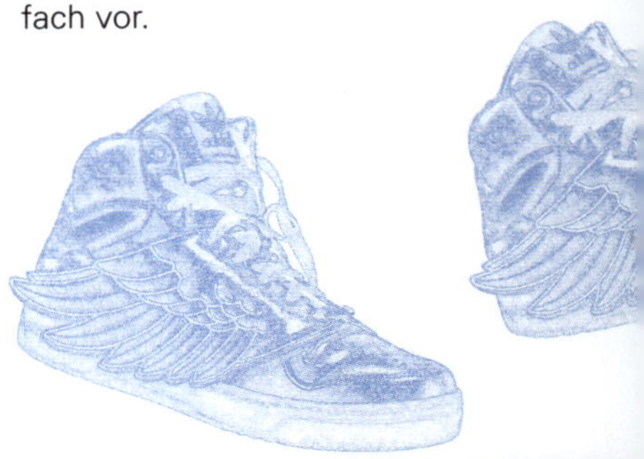

Die Kraft der Mitte nutzen

Bewegung in Armen und Beinen ist spürbar, aber der Rumpf ist Grauzone. Es gilt, diese Grauzone wieder bunt zu färben, mutig einzusetzen, durchlässig zu machen für Bewegung. Nur so können wir die Kraft der Mitte wieder nutzen. Die Laufkraft kommt aus dem Becken und der Gegenbewegung des Oberkörpers.
Diese setzt bei jeder Beckendrehung ganz von selbst ein, weil das Becken und der Oberkörper über die Wirbelsäule verbunden sind. Doch genau diese Verbindung ist uns oft nicht bewusst und dadurch auch nicht spürbar. Durch die Beckendrehung werden die Beine (und damit die Füße) als Anhängsel mit nach vorne und hinten gependelt. Diese Drehung aus dem Becken setzt sich auch nach oben über die Wirbelsäule fort und löst im Oberkörper eine Gegendrehung aus. Am Oberkörper sind unsere Schultern und Arme befestigt, die auch – wie die Füße – einfach nur mitpendeln.

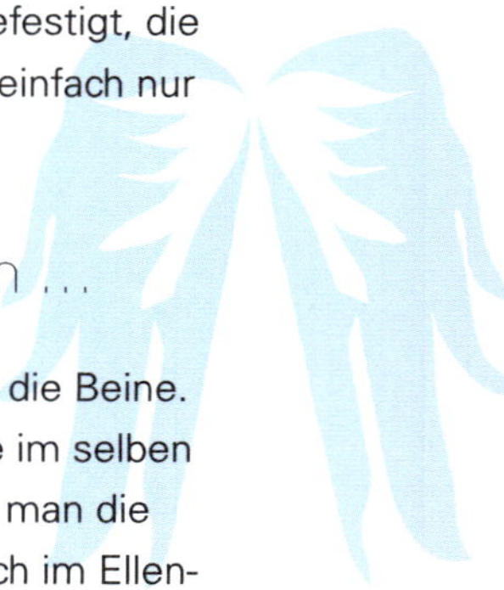

Flügel zum Fliegen …

Die Arme pendeln wie die Beine. Damit Arme und Beine im selben Takt schwingen, muss man die Arme kurz halten, sprich im Ellenbogen beugen. Das heißt: Ihre Hände sind idealerweise zu keiner Zeit unter dem Hosenbund. Auch die Hände sind entspannt und in Verlängerung zum Unterarm. Machen Sie keine Faust, sondern stellen Sie sich vor, Sie hielten ein rohes Ei in der Hand. So kann die Laufenergie von den Fingerspitzen bis zum kleinen Zeh durch Sie hindurchfließen.

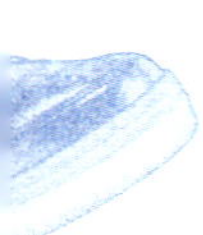

„Im Grunde ist ein Diamant auch nur ein Stück Kohle, das die nötige Ausdauer hatte."

Sprichwort

Die Move & Fun-Lachgym

Machen Sie das Lachen zu Ihrer Morgengymnastik! Begrüßen Sie den Tag, bevor Sie sich aus dem Bett schälen, drei Minuten lang mit Glück pur. Mit meiner Lach-Gym. Die sollte in den nächsten vier Wochen jeden zweiten Tag auf Ihrem Stundenplan stehen. Zwischen den Tagen, an denen Sie Ihren Körper wahrnehmend erforschen.

Lachen Sie ein A, E, I, O, U …

Wenn Sie Ihre Bauchmuskeln, Ihre gute Laune, lachend trainieren wollen, lernen Sie zunächst die verschiedenen Lachlaute kennen. Denn jeder Lachlaut bewegt Ihren Körper ein wenig anders. Probieren Sie das gleich mal aus:

Lachen Sie mit dem Laut **U**, spüren Sie deutliche Bewegungen im Unterbauch.

Um den Oberbauch zu aktivieren, probieren Sie einmal auf **O** zu lachen.

Das Herz und der Brustkorb kommen in Schwingung, wenn Sie das lachende **A** nutzen.

Der Laut **E** wandert in den Halsbereich.

Der Lachlaut **I** steigt Ihnen in den Kopf, befreit Sie von lästigen Gedanken.

Die effektivsten Laute für Ihre Bauchmuskeln sind U und O, aber benutzen Sie alle Lachlaute abwechselnd.

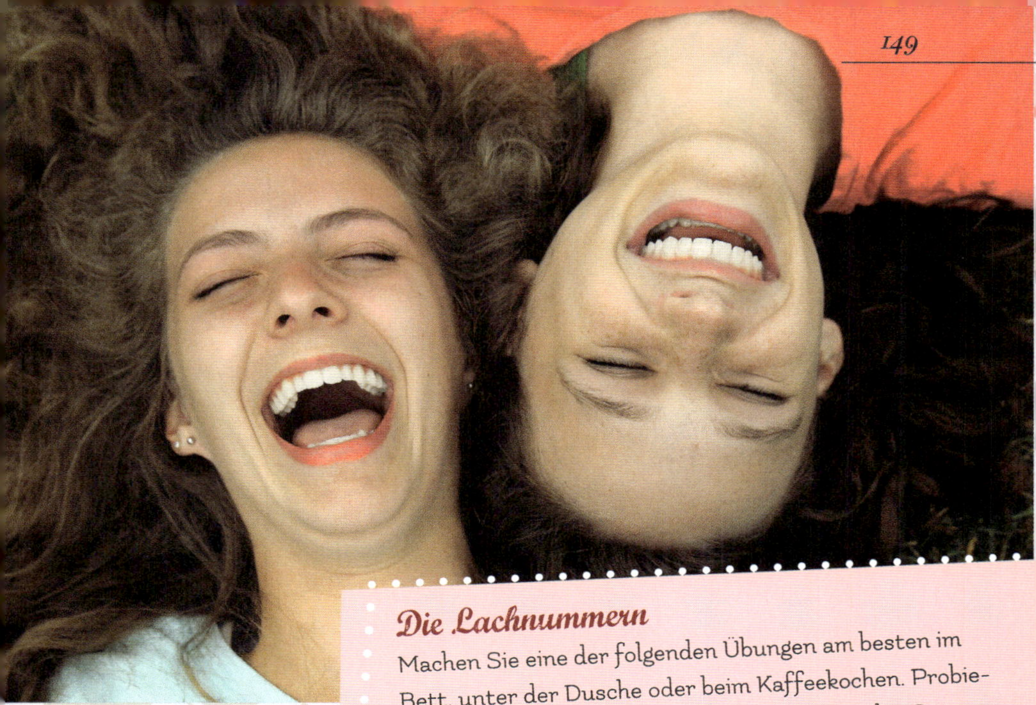

Die Lachnummern

Machen Sie eine der folgenden Übungen am besten im Bett, unter der Dusche oder beim Kaffeekochen. Probieren Sie es aus. Ihre Bauchmuskeln wachsen, der Gute-Laune-Pegel steigt. Der Tag kann beginnen.
Viel Spaß dabei!

1 Legen Sie sich auf den Rücken und heben Sie Arme und Beine in die Luft. Wackeln Sie nun mit den Armen und Beinen und lachen Sie los – lachen Sie dabei laut und kräftig alle Buchstaben hintereinander weg. Halten Sie die Übung solange durch, bis Ihnen die Bauchmuskeln weh tun.

2 Setzen Sie sich auf dem Boden und nehmen Sie Ihre Füße in die Hände. Jetzt rollen Sie nach hinten und nach vorne. Lassen Sie sich ins Rollen fallen und lachen Sie. Rollen und lachen Sie, bis Ihr Bauch zieht.

3 Stellen Sie sich aufrecht hin, mit schulterbreit geöffneten Füßen, legen Sie die Hände auf den Bauch und lachen Sie kräftig los. Dabei beugen Sie sich nach vorne, sodass Sie Ihren Bauch deutlich spüren, und lachen Sie etwa ein bis zwei Minuten lang. Kommen Sie dann wieder nach oben und beginnen Sie nach einer kurzen Pause erneut.

Das Move & Fun-Powerprogramm

Sie wollen Trägheit überwinden, Energie und Dynamik ausstrahlen, in der Bewegung geschmeidig werden, mit Biss herangehen an Aufgaben, die das Leben Ihnen stellt, einen schönen straffen Körper haben und Gesundheit tanken? Dann nehmen Sie sich bitte jeden zweiten Tag auch noch Zeit für Ihr Move & Fun-Muskelprogramm. Sie brauchen nur 12 Minuten. Diese Übungen sind bewusst dynamisch, sie enthalten Elemente aus dem Yoga. Sie arbeiten ohne Geräte, nur mit dem Körpergewicht. Mit den sieben magischen Übungen wird jede Muskelfaser Ihres Körper trainiert.

Der Fun-Faktor

Liegt im Training selbst. Das ist kurz und knackig. Schnell vollbracht. Was stolz macht und zufrieden. Die „Hallo-Wach-Hormone", wie Testosteron und Noradrenalin, sorgen für sofortige gute Laune.

Muskeltuning – die Grundregeln

Sie wollen Kraft tanken, Ihre Koordination verbessern – und Ihren Muskeln etwas so richtig Gutes tun? Dann halten Sie sich an folgende Grundregeln während Sie Ihre Muskeln trainieren:

Mit Körperspannung: Halten Sie die Grundspannung. Denn der ganze Körper, jeder Körperteil, macht mit. Das pusht Ihren Stoffwechsel und macht die Übungen anstrengender.

Anstrengung ist Basis: Welches Körpergefühl verbinden Sie mit Anstrengung? Gepressten Atem? Zitternde oder schwere Muskeln? Schweißperlen auf der Stirn? Alles gut. Nur: Dem einen zittern die Arme schon nach der dritten Liegestütze, während der andere noch locker zehn davon machen kann. Also fühlen Sie. Und üben Sie, bis es wirklich anstrengend wird.

Wiederholungen nach Gefühl: Wiederholungszahlen gibt's hier keine. Gehen Sie nach Ihrem Gefühl vor. Wiederholen Sie die Übung so lange, bis Ihre Muskeln zittern. Dann versuchen Sie, noch drei Wiederholungen „draufzusetzen", damit Sie einen Wachstumsreiz im Muskel setzen. Aber bitte achten Sie auf eine gute Ausführung und schlampern Sie nicht!
Sätze nach Können: Für Sie als Anfänger reicht es aus, wenn Sie jede Übung bis zur Erschöpfung wiederholen. Für die Erfahrenen unter uns gilt es, den Muskel mehr zu reizen. Machen Sie – nach einer kurzen Pause von etwa einer halben Minute – die Übung noch einmal, und wieder, bis zur Erschöpfung.
Atmen Sie durch die Nase: Und atmen Sie vor allem aus! Dann atmen Sie automatisch tiefer ein. Durch die verlängerte Atmung führen Sie die Bewegung bewusster und langsamer aus.
Passen Sie die Bewegung an Ihre Atmung an. So üben Sie mit Konzentration und ohne Schwung. Und vor allem, wenn es anstrengend wird, konzentrieren Sie sich auf den fließenden Atem durch die Nase.

Haltung annehmen:

Rumpf, Schultergürtel, Hals und Beine brauchen eine Grundspannung, um Kraft entwickeln zu können. Probieren Sie es gleich mal aus:

- Ziehen Sie Ihr Kinn leicht in Richtung Hals und den Hinterkopf nach oben. So verlängert sich der Nacken etwas, und der Schultergürtel rutscht etwas nach hinten.

- Für eine gerade Brustwirbelsäule schieben Sie die Schulterblätter ein wenig zur Wirbelsäule. Sie spüren die Spannung im oberen Rücken, und Ihr Brustbein hebt sich. Der Brustkorb öffnet sich.

- Für eine aufgerichtete Lendenwirbelsäule ziehen Sie den Bauchnabel leicht nach innen oben und spannen den Po etwas an. So richtet sich die Hüfte auf.

- Die Füße richten Sie nach vorne aus. Lassen Sie die Zehen nicht nach außen rutschen. So fallen die Knie nicht nach innen. Denn die Beine sollten mit all ihren Gelenken – Hüftgelenk, Kniegelenk, Sprunggelenk – in einer Achse stehen

Powerprogramm – die Übungen

Aufwärmen müssen Sie sich nicht. Denn die erste Übung bringt Sie, Ihren Körper, schon automatisch in Fahrt.

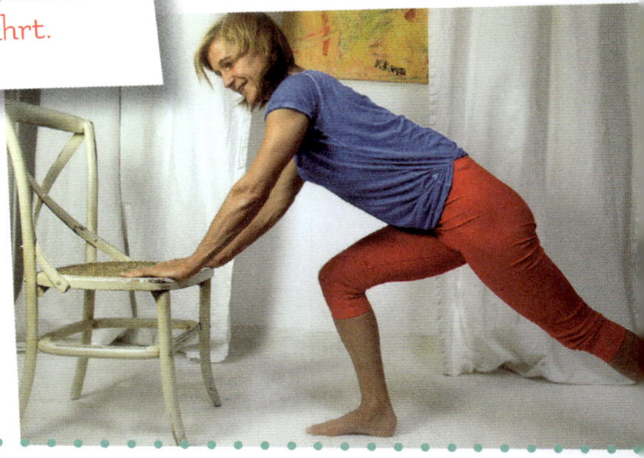

Der Jump

… pusht Ihren Kreislauf, Ihren Stoffwechsel und kräftigt die Beine und die Arme.

Ausgangsposition: Legen Sie Ihre Hände schulterbreit vor sich auf eine Sessellehne, auf einen Tisch oder einen anderen hüfthohen Gegenstand. Stützen Sie sich mit den Händen nach vorne gebeugt auf. Die Füße stehen etwa einen Meter entfernt unter der Hüfte am Boden.

Übung: Nun stellen Sie den rechten Fuß im Ausfallschritt weit nach hinten, dann zurückführen, dann den linken Fuß weit nach hinten. Machen Sie das, so schnell Sie können. Eine Minute lang. Sie können den Fußwechsel auch dynamisch machen, indem Sie in die Ausfallschritte springen. So wird die Übung schneller und anspruchsvoller. Egal, wie Sie die Übung absolvieren, lassen Sie Ihren Atem dabei bewusst durch die Nase fließen.

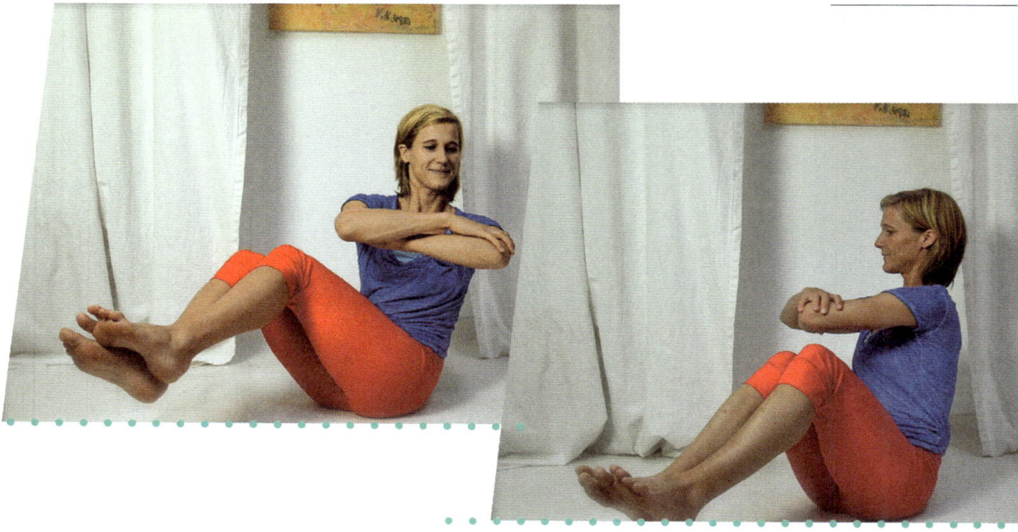

Der Twist

… trainiert Ihre geraden und seitlichen Bauchmuskeln, die Rippenmuskeln und Hüftbeuger.

Ausgangsposition: Setzen Sie sich auf den Boden, Rücken gerade, stellen Sie die Beine angewinkelt auf, verschränken Sie die Arme und heben Sie sie auf Schulterhöhe an. Dann heben Sie die Füße vom Boden ab.

Übung: Drehen Sie nun mit der Ausatmung den Oberkörper nach rechts, bis Ihr linker Ellenbogen Ihr rechtes Knie fast berührt, drehen Sie sich mit dem Einatmen zurück zur Mitte. Und dann beim Ausatmen zur linken Seite, bis der rechte Ellenbogen das linke fast Knie berührt. Drehen Sie sich zu den Seiten so weit wie möglich, ohne die Beine abzusetzen. Wiederholen Sie das, so oft Sie können – und drei Mal mehr!

Der Tisch

… kräftigt Trizeps, Schultern, Po und Beine.

Ausgangsposition: Setzen Sie sich mit geradem Rücken und ausgestreckten Beinen auf den Boden. Legen Sie die Hände rechts und links neben Ihrem Po auf den Boden, sodass Ihre Finger nach vorne zeigen. Die Beine sind nun angewinkelt, die Fußsohlen bleiben am Boden.

Übung: Halten Sie die Arme gestreckt und heben Sie die Hüfte nach vorne oben mit der Einatmung nun so weit an, dass nur noch Ihre Handflächen und die Fußsohlen den Boden berühren. Ihre Knie sind im 90-Grad-Winkel gebeugt und direkt über den Fersen. Ihr Körper bildet von den Schultern über die Hüfte bis zu den Oberschenkeln eine gerade Linie. Der Blick geht zur Decke, und der Nacken ist lang.
Mit der Ausatmung senken Sie den Po wieder Richtung Hände ab. Mit der Einatmung den Po wieder anheben. So oft wiederholen, bis Ihre Arme zittern – und dann noch drei Mal!

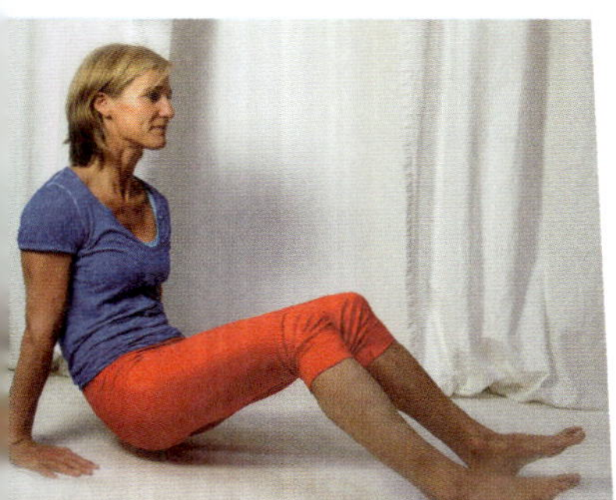

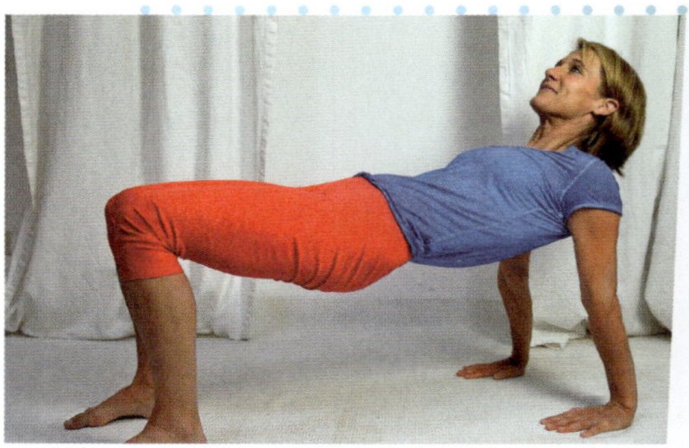

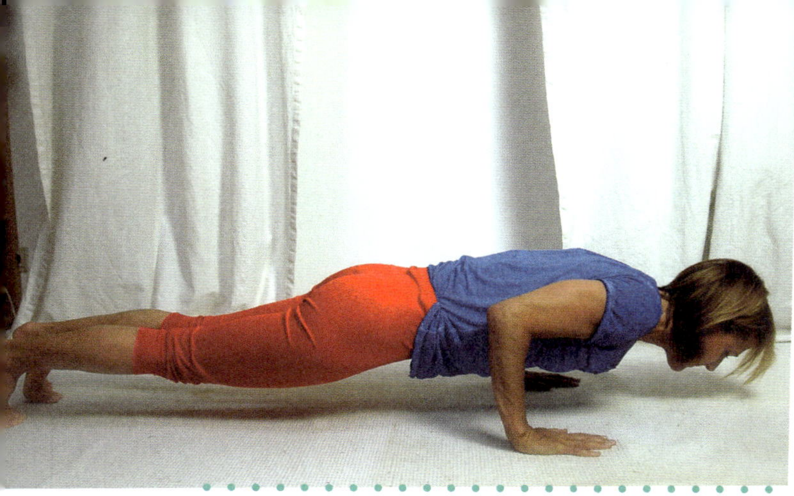

Der Stütz

… ist eine wunderbare Ganzkörperübung, die vor allem Brust, Trizeps und Schultern stärkt. Aber auch die Muskulatur rund um Ihre Wirbelsäule.

Ausgangsposition: Legen Sie sich auf den Bauch, strecken Sie die Beine, schließen Sie die Beine und drücken Sie die Fußballen in den Boden. Die Hände liegen direkt unter den Schultern auf dem Boden. Stemmen Sie sich nun vom Boden hoch. Die Oberarme bleiben dabei ganz nah am Oberkörper. Ihr Körper sollte während der Bewegung eine gerade Linie bilden – von der Ferse bis zum Nacken. Ihr Blick ist zu Boden gerichtet. Spannen Sie Po und Bauch an, sodass Ihre Hüfte nicht durchhängt oder Sie den Po nicht in die Luft strecken.

Übung: Mit der Ausatmung beugen Sie die Arme leicht und senken Sie Ihren Körper ab. Je weiter Sie sich absenken, desto schwerer. Mit der Einatmung strecken Sie die Arme wieder.

Ist die Übung zu schwer? Dann haben Sie Möglichkeit, entweder die Knie am Boden abzulegen, oder Sie üben den Stütz leicht erhöht, indem Sie die Hände auf die Tischkante oder Bettkante legen. Oder Sie stützen sich im Stand an der Wand ab. Hauptsache, Sie halten die Körperspannung wie ein Brett. Üben, bis die Arme zittern, dann noch drei Mal!

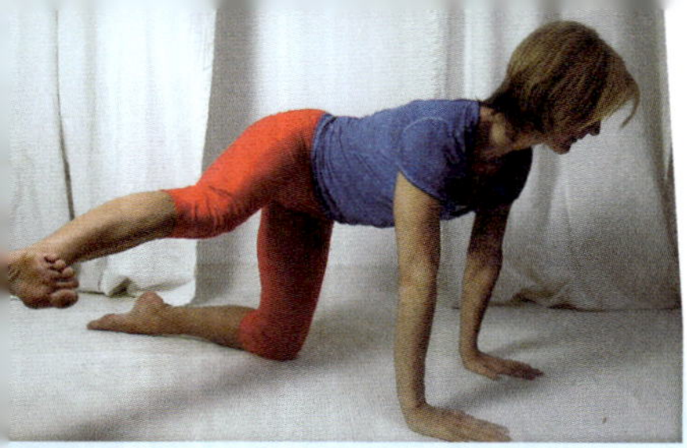

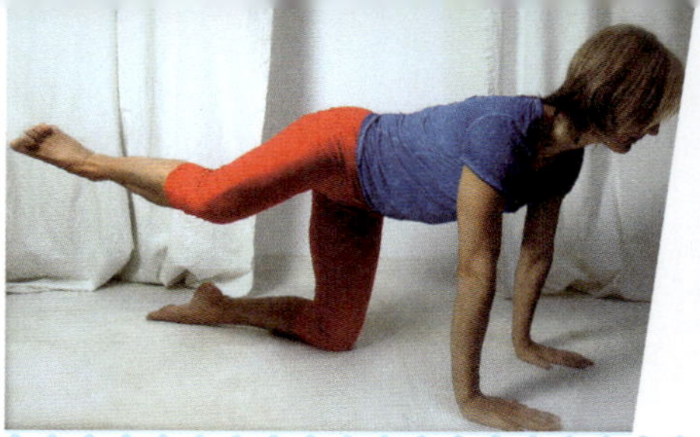

Der Dreibeiner

… für einen Knack-Po.
Und auch Rücken, Bauch und Oberschenkelaußenseite werden gestärkt.

Ausgangsposition: Gehen Sie in den Vierfüßlerstand. Ihre Hände stehen unter den Schultern, und Ihre Fingerspitzen sind nach vorne ausgerichtet. Die Knie stehen hüftbreit auseinander. Heben Sie mit der Einatmung Ihr rechtes Knie zur Seite hoch. Und nun strecken Sie das Bein zur Seite aus. Die Zehen ziehen Sie zu sich heran. Ihr Blick ist nach vorne gerichtet.

Übung: Die Arme bleiben gestreckt. Mit der Ausatmung strecken Sie Ihr Bein aus der Beugung heraus, ohne es abzusenken. Mit dem Einatmen beugen Sie das Bein wieder.
So oft Sie können. Drei Mal mehr! Dann Seitenwechsel.

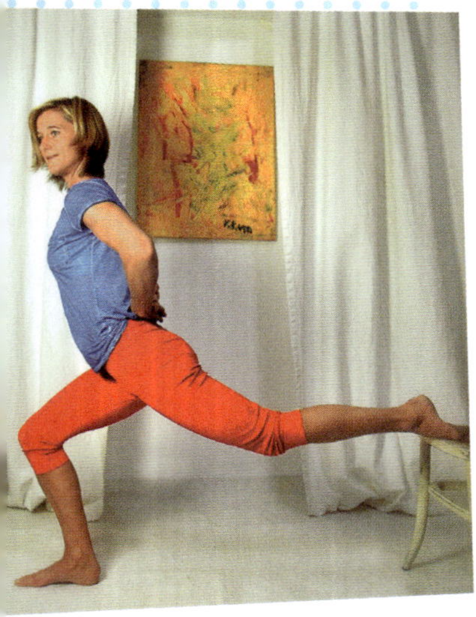

Der Einbeiner

… die Kniebeuge und ihre Variationen sind ein Muss für jedes Übungsprogramm, da sie Beine und Po wunderbar kräftigen.

Ausgangsposition: Legen Sie die Fußspitze eines Beins auf einen Stuhl oder die Bettkante. Stellen Sie sich so weit weg, dass dieses Bein möglichst gestreckt ist. Legen Sie die Handrücken auf die Lendenwirbelsäule und halten Sie Ihren Oberkörper gerade. Ist Ihnen das zu kippelig? Dann stützen Sie sich mit einer Hand ab.

Übung: Beugen Sie mit der Ausatmung Ihr vorderes Bein und halten Sie die Ferse auf dem Boden. Ihr vorderes gebeugtes Knie sollte nicht vor die Fußspitzen kommen. Wenn doch, dann verlängern Sie den Schritt. Ihr Gewicht bleibt auf dem vorderen Bein. Mit der Einatmung strecken Sie Ihr Bein wieder. Aber bitte nicht völlig durchstrecken. Die Spannung sollte nicht ganz aus dem Bein verschwinden.
So oft Sie können und drei Mal mehr! Dann Beinwechsel.

Das Pendel

… kräftigt vor allem die Rückseite der Beine und die Waden, aber auch Rücken, Po und Arme müssen ihre Arbeit tun.

Ausgangsposition: Begeben Sie sich in Rückenlage und stellen Sie die Ellenbogen unter die Schultern. Ihre Beine sind angewinkelt. Die Fersen stehen auf dem Boden, die Zehen sind abgehoben. Je weiter die Fersen vom Po entfernt am Boden stehen, desto anspruchsvoller wird die Übung. Heben Sie die Hüfte vom Boden.

Übung: Schieben Sie beim Einatmen Ihr Körpergewicht zu den Armen, indem Sie die Beine mehr in Streckung bringen. Mit der Ausatmung schieben Sie Ihr Körpergewicht mehr in Richtung Ihrer Füße und beugen dadurch die Beine stärker.

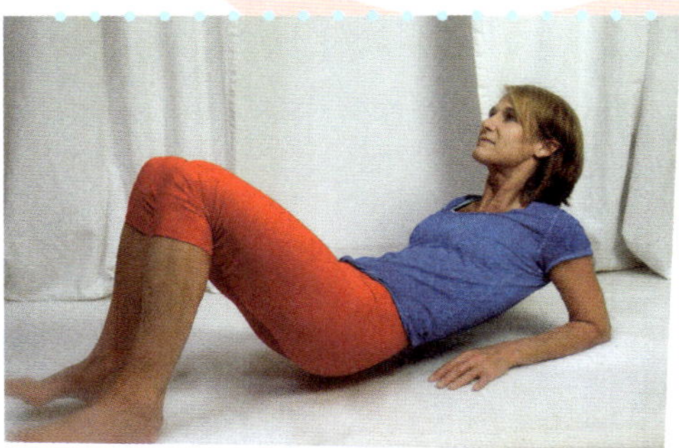

Das Move & Fun-Dehnprogramm

Kommen Sie langsam bei sich an, in Ihrem Körper. Entdecken Sie Ihren Körper mithilfe der folgenden Übungen. Und beginnen Sie zu forschen, in sich hineinzufühlen. Das stärkt Ihr Selbstvertrauen, beschert Ihnen gute Laune und macht Spaß.

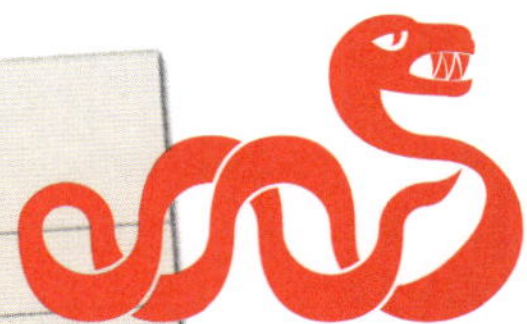

Kleine Regelkunde

- Langsam in die Dehnstellung hineingehen.
- Nach vier Atemzügen die Dehnung mit der Ausatmung verstärken.
- Mindestens acht Atemzüge in der Dehnung verweilen.
- Es darf ziehen, aber nicht schmerzen.
- Langsam aus der Dehnstellung herauskommen.

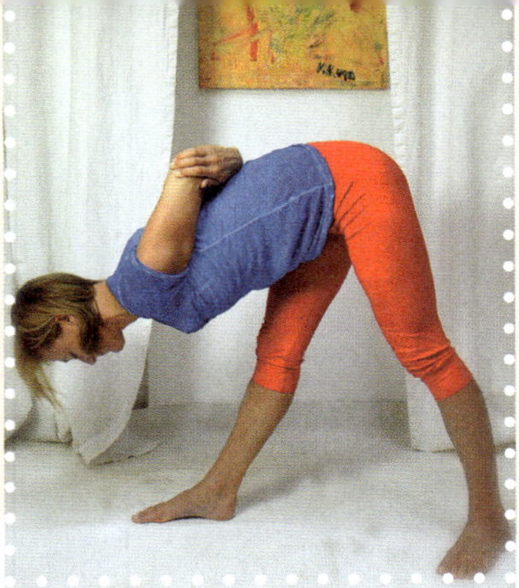

Dehnprogramm – die Übungen

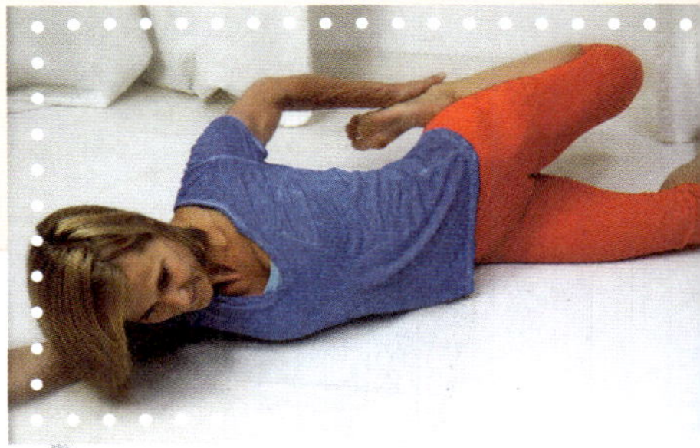

Beinrückseite

Beine in Schrittstellung gestreckt. Der rechte Fuß zeigt nach vorne. Die Hände hinter dem Rücken auf die Unterarme legen und den Brustkorb öffnen. Die linke Hüfte nach vorne schieben. Über das vordere gestreckte Bein nach unten beugen. Seitenwechsel.

Beinvorderseite

Auf der rechten Seite liegend das rechte Bein ein wenig anwinkeln. Rechten Arm ausstrecken. So wird der rechte Brustmuskel lang. Mit der linken Hand den linken Fuß zum Po führen und die linke Hüfte nach vorne schieben. So macht Ihre linke Körperseite einen kleinen Bogen. Seitenwechsel.

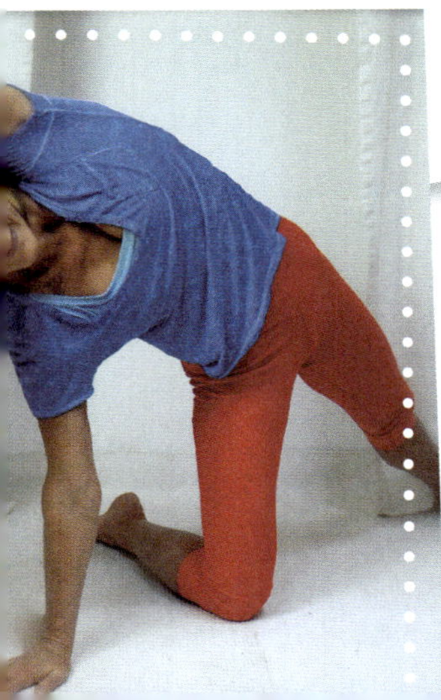

Flanke und Bauch

Im Kniestand das linke Bein zur Seite strecken. Die rechte Hand auf Höhe des rechten Knies auf den Boden stellen. Mit der nächsten Ausatmung den linken Arm kopfüber strecken. So beschreibt Ihre gesamte linke Körperseite einen Bogen. Seitenwechsel.

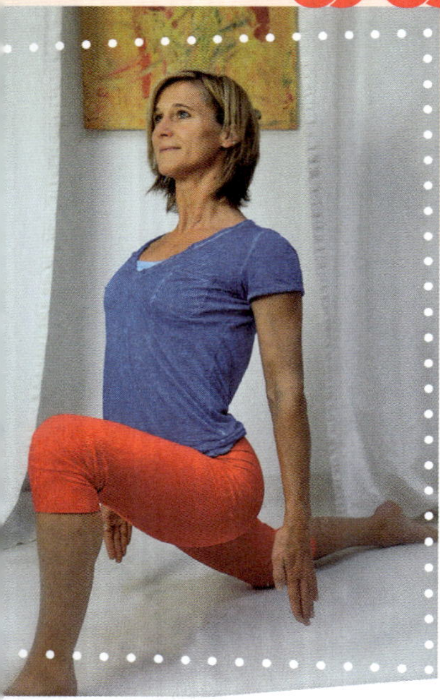

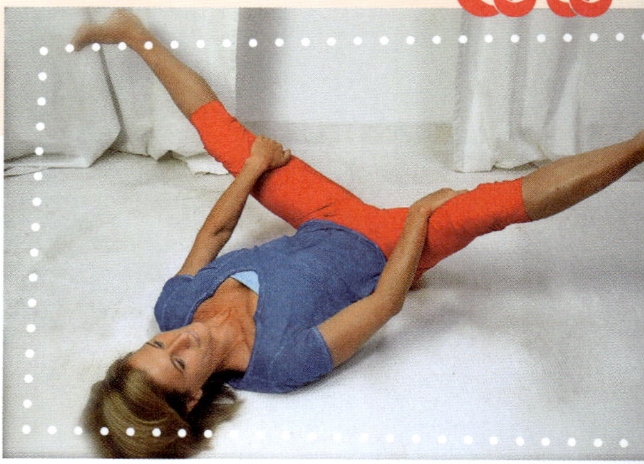

Hüfte

Im Kniestand den linken Fuß nach vorne stellen. Die Hüfte nach vorne unten senken. In der Endstellung sollten der linke Fuß und das linke Knie übereinander stehen. Oberkörper aufrecht und Brustbein angehoben. So beschreiben Ihr rechtes Bein, Hüfte und Oberkörper einen Bogen. Seitenwechsel.

Oberschenkelinnenseite

Auf dem Rücken liegend Beine grätschen. Hände an die Oberschenkelinnenseite legen und mithilfe der Hände die Beine weiter auseinanderziehen.

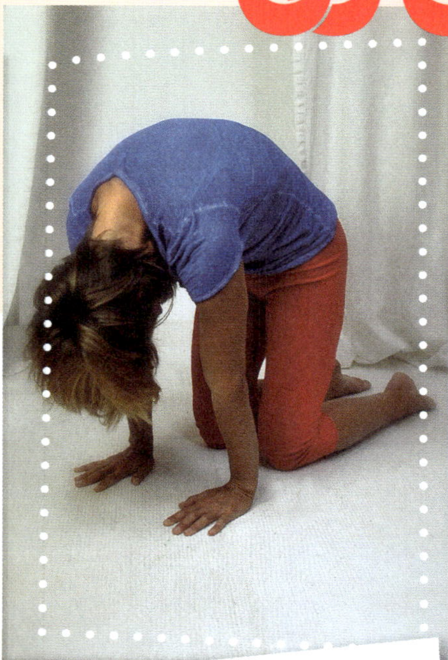

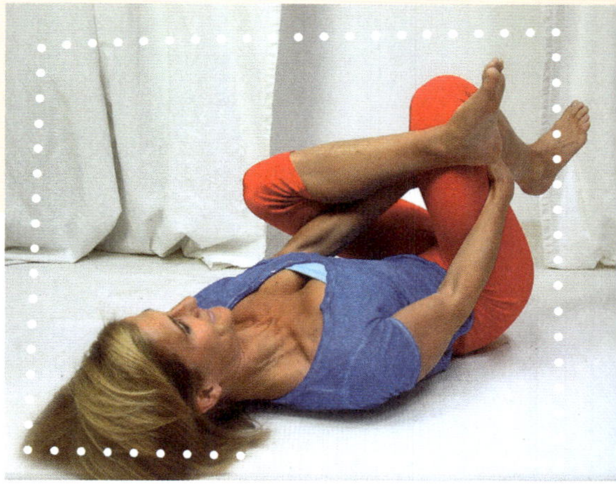

ücken

m Vierfüßlerstand die Handflächen nah an den Knien halten. Bauch einziehen, Rücken ganz rund machen, Schulterblätter von der Wirbelsäule wegziehen. Ihr Blick geht Richtung Bauchnabel.

Po

Auf dem Rücken liegend das linke Sprunggelenk auf das rechte Knie legen. Mit beiden Händen den rechten Oberschenkel heranziehen. Seitenwechsel.

Das Move & Fun-Forscherprogramm

Kommen Sie langsam bei sich an, in Ihrem Körper. Entdecken Sie Ihren Körper mithilfe der folgenden Übungen. Und beginnen Sie zu forschen, in sich hineinzufühlen. Das stärkt Ihr Selbstvertrauen, beschert Ihnen gute Laune und macht Spaß.

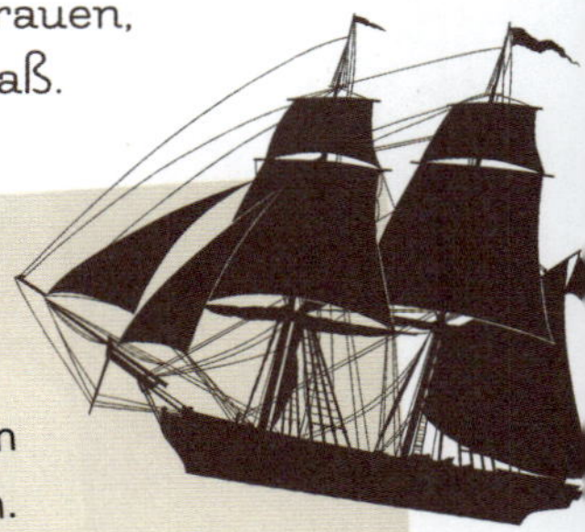

Kleine Regelkunde

- Nehmen Sie sich fünf bis zehn Minuten Zeit für die Übungen.
- Tragen Sie bequeme Kleidung.
- Suchen Sie sich für die „bewegten" Übungen einen ruhigen Ort.
- Vergleichen Sie grundsätzlich Ihr Körpergefühl vor und nach der Übung. Wir lernen über das Wahrnehmen von Veränderungen.
- Gehen Sie mit einem offenen Forschergeist an die Sache heran: nicht urteilen, nicht erwarten. Neugierig sein wie ein Kind.
- Nehmen Sie sich jeden zweiten Tag eine neue Wahrnehmungsübung vor.

Fühlprogramm – die Übungen

1. Füße angucken, wenn Sie „normal“ gehen. Weisen Ihre Fußspitzen nach vorne, eher nach außen, oder eher nach innen? Sind beide Fußstellungen symmetrisch? Verändern Sie die Fußstellung so, dass die Fußspitzen beim Gehen mehr nach außen zeigen, dann wieder in die gewohnte Stellung und schließlich so, dass sie mehr nach innen zeigen, um dann am Ende der Übung die guttuende Fußstellung zu finden. Wie fühlen sich Ihre Füße, Ihre Fußsohlen am Boden, Ihre Knie und Hüften an?

2. Schultern anziehen und ein paar Schritte gehen. Ihre Schultern müssen nicht weit hochgezogen sein. Spüren Sie, wie sich das anfühlt. Im Gehen die Schultern langsam fallen lassen und beobachten, was beim Gehen im Nacken, in den Schultern, im Rücken, in der Hüfte passiert. Verändert sich die Spannung? Verändern sich Ihre Gedanken? Mit hochgezogenen Schultern kann man nur schwer das Gewicht über die Fußsohlen an den Boden abgeben. Das Zusammenspiel zwischen Fußsohlen und Boden hängt vom Zusammenspiel mit den Schultern ab.

3. Hände schütteln. 15 Mal eine Hand schnell und kräftig schütteln, ohne sich wehzutun. Halten Sie beide Hände entspannt und spüren Sie, registrieren Sie, wie unterschiedlich sich Ihre Hände jetzt anfühlen.
Machen Sie dasselbe nun mit der anderen Hand – und wieder die Unterschiede spüren.
Wie weit reicht dieses Gefühl? Was verändert sich? Jetzt beide Hände schütteln. Spüren Sie in beide Hände hinein. Wie ist die Spannung in Fingern und Handgelenken? Wie ist die Spannung im Nacken? Nur beobachten, nicht urteilen!

4. Vernetzung. Zeichnen Sie mit der linken Hand eine Acht in die Luft und beschreiben Sie zugleich mit dem rechten Fuß einen Kreis. Dann die andere Seite. Geben Sie nicht auf! Immer wieder probieren. Auch zwischendurch. Mit etwas Übung schaffen Sie es beidseitig.

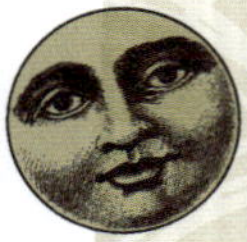

5. Rechts und links vertauschen. Mit vertauschtem Besteck essen. Egal, ob Suppenlöffel, Messer oder Gabel, gebrauchen Sie die andere, die ungewohnte Hand. Das bringt Sie schnell auf andere Gedanken. Nämlich wirklich zu Ihrer Bewegung, zu Ihrem Essen, das Sie auf dem Besteck bewusst balancieren, auseinanderschneiden. Das können Sie auch mal bei anderen Tätigkeiten ausprobieren.

6. Mit verbundenen Augen. Spazieren gehen, essen, sich in der Wohnung zurechtfinden, das alles probieren Sie mal mit verbundenen Augen. Es schult Ihren Tastsinn, Ihre Aufmerksamkeit, Ihre anderen Sinneswahrnehmungen wie Hören, Riechen, Schmecken und Fühlen.

7. So tun als ob. Nehmen Sie verschiedene Rollen ein und gehen Sie durch den Raum: wie ein König, wie ein Felsbrocken, wie eine Feder, schlecht gelaunt, gut gelaunt… Nehmen Sie Ihre Körperhaltung und Ihre Gefühle bei jeder Rolle ganz bewusst wahr.

8. Leicht bekleidet. Ziehen Sie heute einmal leichte Schuhe, wie Leinenturnschuhe oder Ballerinas, und leichte, weite, bequeme Kleidung an. Keine um Po und Oberschenkel enge Jeans, keinen Gürtel um die Taille. Nichts, das irgendwie einengt. Beobachten Sie sich, wie Sie sich in Leinenhose, Shirt oder Seidentop bewegen – wie Ihr Körpergefühl dabei ist. Freier? Angenehmer?

9. Stepp-Tänzer werden. Beine im Stehen leicht beugen. Nun mit dem rechten Fußballen tappen, dann mit dem linken tappen. Dann mit der linken Ferse tappen, mit der rechten tappen. Das fünf Mal wiederholen und das Tempo steigern. Richtungswechsel. Und wieder fünf Mal. Dann den Beginnerfuß jedes Mal abwechseln. Klappt auch im Sitzen, unterm Schreibtisch.

10. Nasenkreisen. Begeben Sie sich in Rückenlage und strecken Sie die Beine aus. Augen schließen. Ruhig atmen und den Kopf ein paarmal in beide Richtungen rollen, bis sich der Nacken entspannt anfühlt. Den Kopf in Mittelstellung

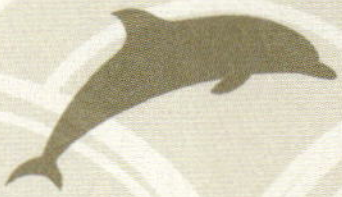

bringen und mit der Nase kleine Kreise in die Luft malen. Aber wirklich kleine! Spüren Sie den Kreis, den der Hinterkopf beschreibt. Spüren Sie in die Halswirbelsäule, in Ihren Brustkorb hinein. Zwischendurch die Richtung wechseln. Wie geht´s denn nun dem Nacken?

11. Brockhaus-Pendel. Nehmen Sie ein dickes Buch, z. B. ein Lexikon, und stellen Sie sich mit einem Bein darauf. Das andere Bein pendelt nach vorn und hinten in der Luft. Nun variieren Sie und pendeln vor oder hinter dem Körper nach links und rechts. Wie fühlt sich das an? Welche Körperregionen arbeiten für Ihr Gleichgewicht? Nun die Augen dabei schließen. Und jetzt?

12. Barfuß gehen, ob im Garten, durch Ihre Wohnung, auf dem Sportplatz, im Wald. Gehen Sie auf möglichst unterschiedlichen Bodenbelägen, wie z. B. Fliesen, Parkett, PVC, Teppich, Gras, Waldboden … Was erzählen Ihnen Ihre Füße? Wie bewegt sich der Rest Ihres Körpers? Langsamer, vorsichtiger? Geschmeidiger?

13. Rücken längen. Begeben Sie sich in Rückenlage, winkeln Sie die Beine an und stellen Sie die Fußsohlen auf den Boden. Drücken Sie die Fußsohlen vorsichtig in den Boden, als hätten Sie Moos oder Lehm unter den Füßen. Ganz weich drücken und dabei summend ausatmen. Spüren Sie in die Bewegung in der Hüfte im unteren Rücken, spüren Sie, wie der Rücken weiter Richtung Boden wandert und lang wird. Mit der Einatmung die Spannung wieder lösen und die Füße weich machen. Ein paarmal wiederholen, bis Sie entspannen. Dann die Beine ausstrecken und hinspüren, ob sich der untere Rücken länger anfühlt als am Anfang.

14. Wie ein Derwisch drehen. Breiten Sie die Arme aus und gucken Sie in Ihre vordere Hand. Nun beginnen Sie, sich zu drehen und fixieren Sie Ihren Blick auf Ihre Hand. Dadurch wird Ihnen nicht schwindelig. Wenn Sie sich sicher fühlen, erhöhen Sie das Drehtempo. Eine wunderbare bewegte Meditation, die Kopf und Körper frei macht.

Die 12 tollsten Fun-Sportarten

Das bewegt: Menschen treffen, Nerven kitzeln, Spiritualität tanken. Diese Sportarten sind im Trend. Einfach mal ins Netz gucken, wo in Ihrer Nähe sie angeboten werden – und jede Woche eine andere ausprobieren.

1. Um Menschen zu treffen

Zumba: Lateinamerikanische Rhythmen laden ein zum superfröhlichen Tanzfitness-Work-out. Ganz schön anstrengend – ohne dass man es merkt. Da fliehen die Pfunde!

Piloxing: Verbindet kraftvolle, schnelle Bewegungen aus dem Boxsport mit den ästhetisch-feinen Figuren von Pilates.

Bauchtanz: Frauen unter sich. Weckt das Körpergefühl unglaublich schnell und effektiv. Schärft den Sinn für kleine harmonische Bewegungen.

Tae Bo: Kicken und Boxen zu schnellem Beat. Verbindet asiatische Kampfsporttechniken mit Aerobic. Kraft & Lebensfreude pur.

2. Um die Nerven zu kitzeln

Klettern: Egal, ob in der Halle oder draußen, Klettern bringt einen an seine Grenzen und ganz nah zu sich selbst.

Bouldern: Ohne Seil klettern, an künstlichen Wänden. Man landet weich auf Matten.

Slacklinen: Auf einem breiten Band zwischen zwei Bäumen tanzen. Slacklines gibt's ab 60 Euro.

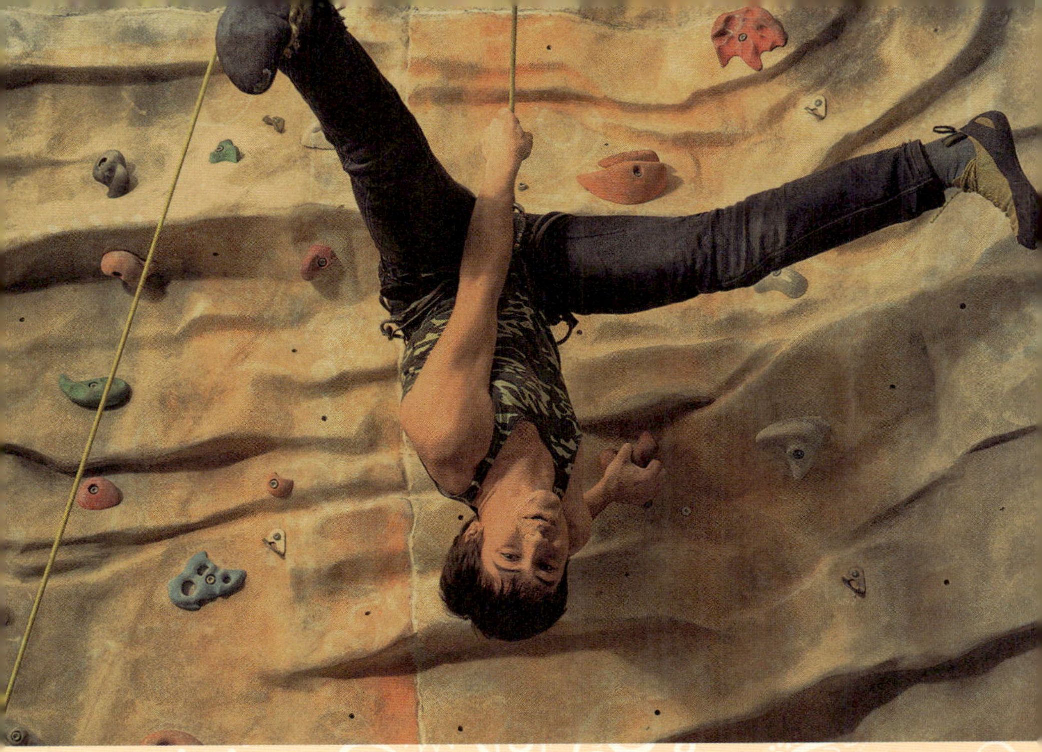

Bootcamp: Ziemlich harter Drill im Military Style. Macht wetterfest, hart im Nehmen, fördert den Teamgeist. Wer's mag :-)))

3. Um Spiritualität zu tanken

Nia ist Tanz, Kampfkunst, Lebensfreude in Bewegung.

Anusara Yoga: Die Form für Anfänger, die den spirituellen Hintergrund von Yoga erfahren wollen. Die Technik für die ideale Körperhaltung ist einfach und einleuchtend.

Aerial Yoga: Yoga in der Luft, mit Hängematte und Seilen, aktiviert die tief liegende Muskulatur, schenkt Leichtigkeit, Flexibilität, bringt Fun.

Capoeira: Der brasilianische Kampftanz zum Trommelrhythmus – aus blitzschnellen Angriffsbewegungen, Ausweichmanövern, rasanten Sprüngen und schnellen Kicks.

Move & Fun: Was mich bewegt

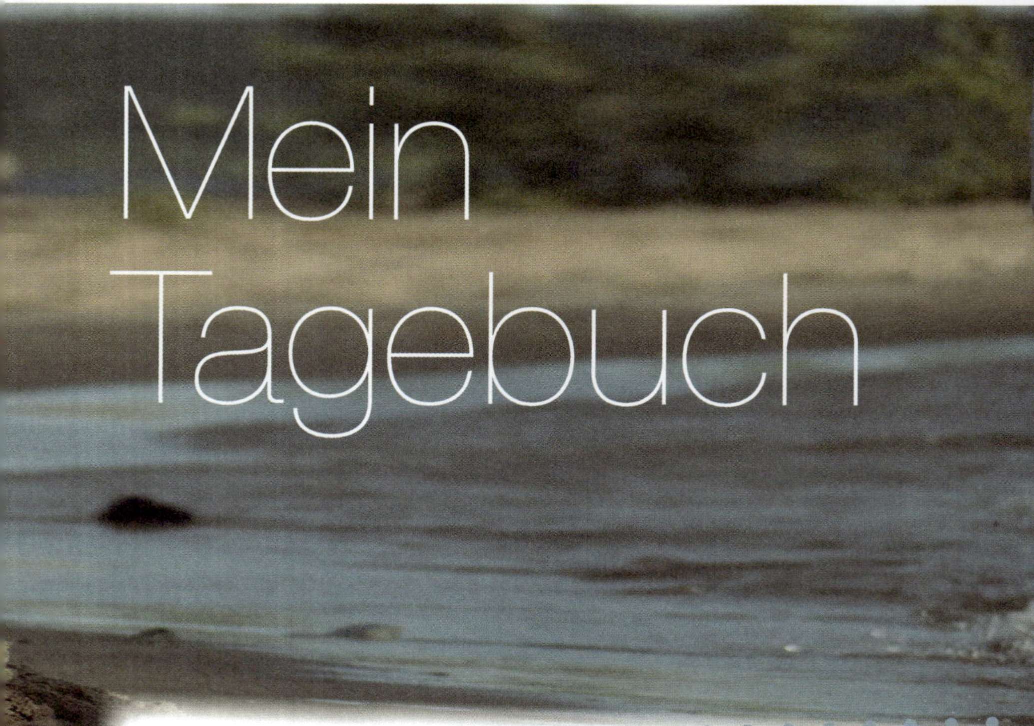

Mein Tagebuch

Das sollte Sie die nächsten 28 Tage immer begleiten. Tragen Sie alles ein – vom Ruhepuls morgens bis zu Ihren Gedanken. Wichtig: Täglich abhaken, was Sie getan haben – und notieren, was Sie gefühlt haben.

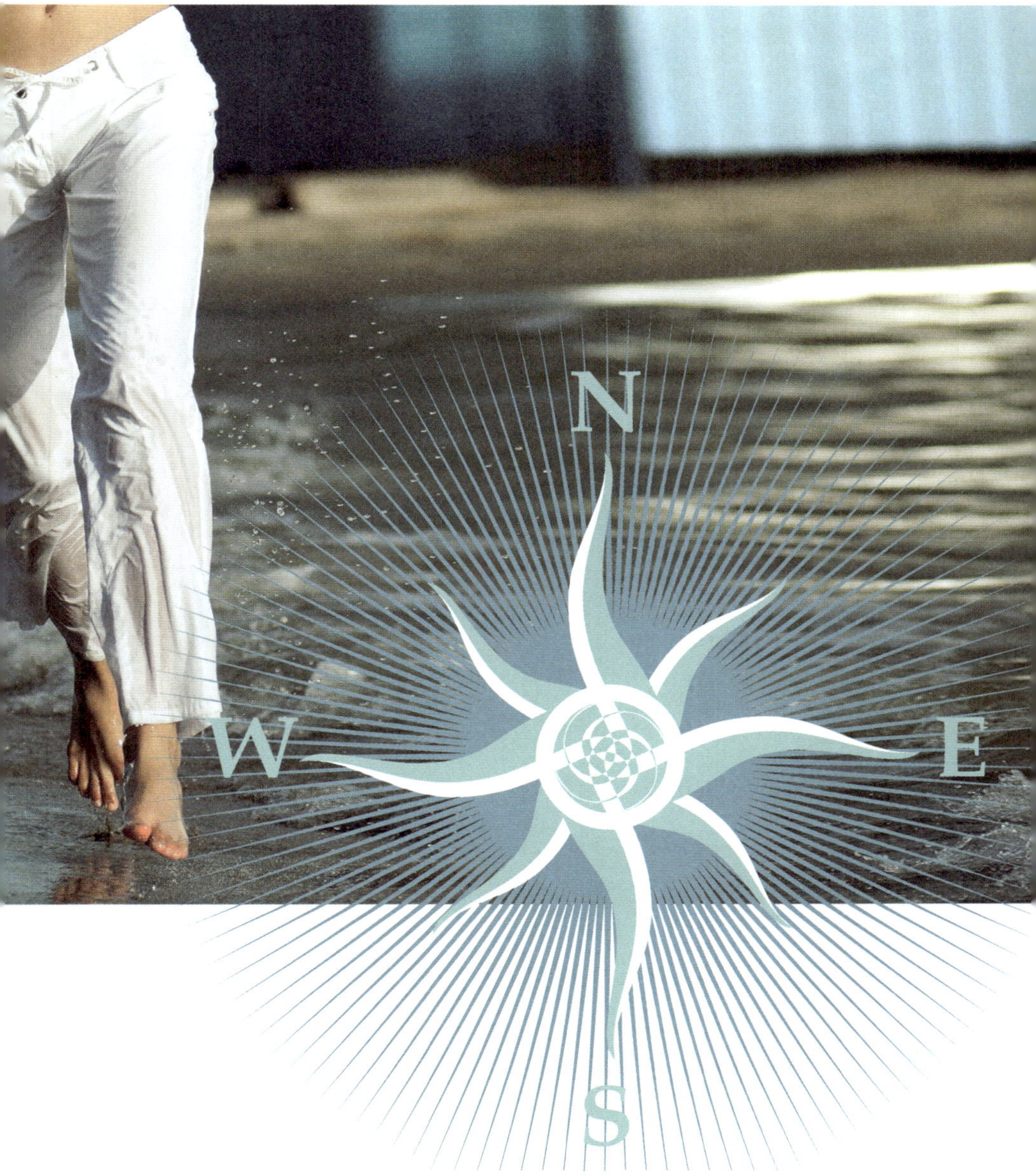
N
W
E
S

Weil ich mich mag-tag

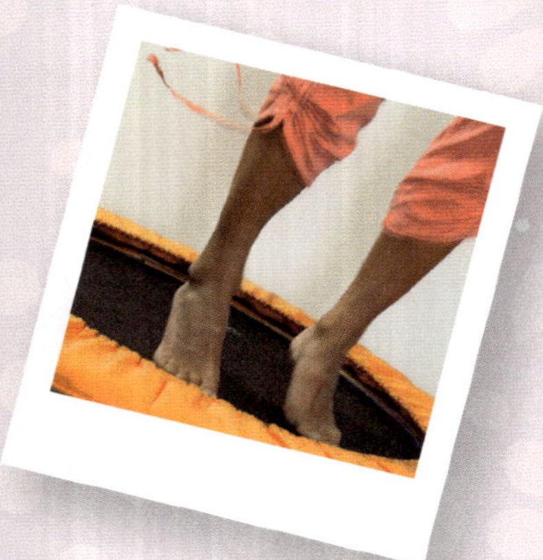

Was mich heute bewegt

Morgens 3 Minuten Lachgym
15 bis 30 Minuten Ausdauer tanken
12 Minuten Powerprogramm
Termin vereinbaren für eine Fun-Sportart

gemessen Ruhepuls .... Trainingspuls .... (bitte messen und eintragen)

getan Lach-Yoga .... Powerprogramm .... Dehnprogramm ....

Ausdauerprogramm .... Forscherprogramm ....

Fun-Sportart ausprobiert .... (abhaken)

gefühlt Laune .... Kreativität .... Leistungskraft ....

Freude am Leben .... Wohlbefinden .... (bitte Noten von 1 bis 6)

Weil ich mich mag-tag 2

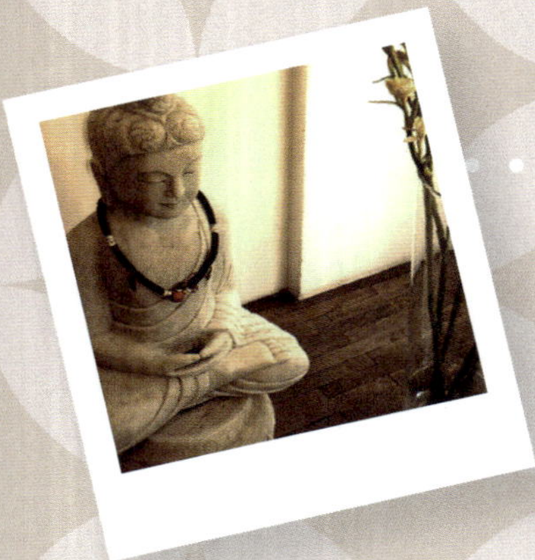

Was mich heute bewegt

5 Minuten zum Forscher werden
16 bis 30 Minuten Ausdauer tanken
12 Minuten Dehnprogramm
Termin für eine Fun-Sportart schon vereinbart?

gemessen Ruhepuls .... Trainingspuls .... (bitte messen und eintragen)

getan Lach-Yoga .... Powerprogramm .... Dehnprogramm ....

Ausdauerprogramm .... Forscherprogramm ....

Fun-Sportart ausprobiert .... (abhaken)

gefühlt Laune .... Kreativität .... Leistungskraft ....

Freude am Leben .... Wohlbefinden .... (bitte Noten von 1 bis 6)

Veränderungen, welcher Art auch immer

Weil ich mich mag-tag 3

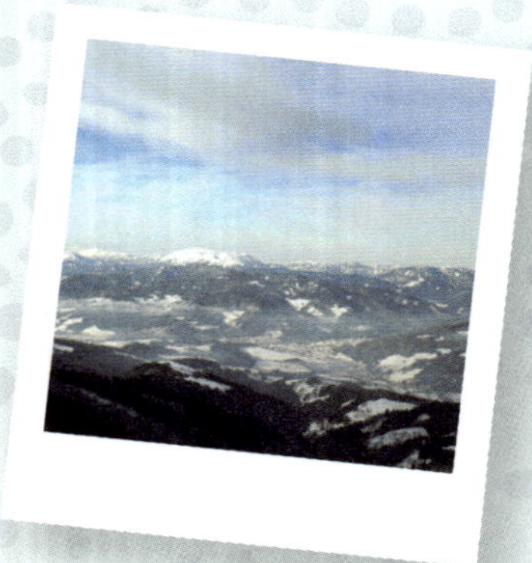

Was mich heute bewegt

Morgens 3 Minuten Lachgym
17 bis 30 Minuten Ausdauer tanken
12 Minuten Powerprogramm

gemessen Ruhepuls .... Trainingspuls .... (bitte messen und eintragen)

getan Lach-Yoga .... Powerprogramm ....Dehnprogramm ....

Ausdauerprogramm .... Forscherprogramm ....

Fun-Sportart ausprobiert .... (abhaken)

gefühlt Laune .... Kreativität ....Leistungskraft ....

Freude am Leben .... Wohlbefinden .... (bitte Noten von 1 bis 6)

Veränderungen, welcher Art auch immer

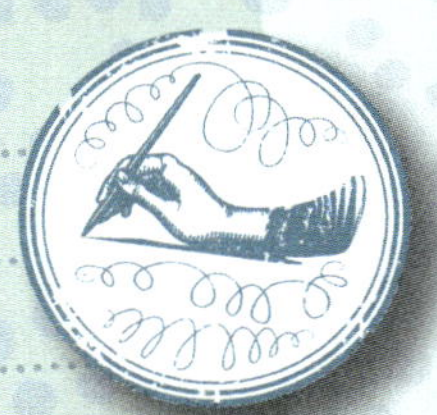

Weil ich mich mag-tag 4

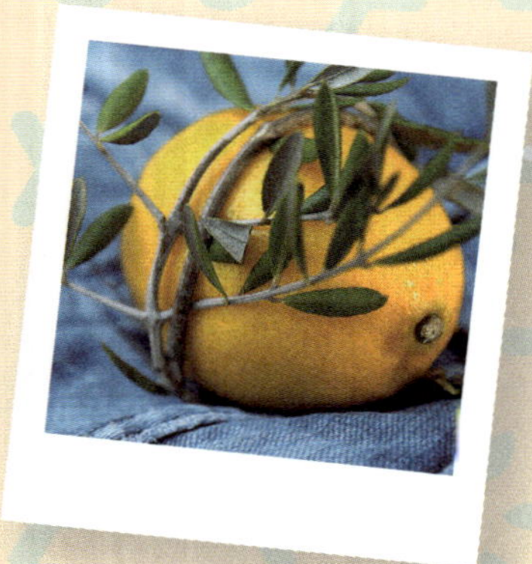

Was mich heute bewegt

5 Minuten zum Forscher werden
18 bis 30 Minuten Ausdauer tanken
12 Minuten Dehnprogramm

gemessen Ruhepuls .... Trainingspuls .... (bitte messen und eintragen)

getan Lach-Yoga .... Powerprogramm ....Dehnprogramm ....

Ausdauerprogramm .... Forscherprogramm ....

Fun-Sportart ausprobiert .... (abhaken)

gefühlt Laune .... Kreativität ....Leistungskraft ....

Freude am Leben .... Wohlbefinden .... (bitte Noten von 1 bis 6)

Veränderungen, welcher Art auch immer

Weil ich mich mag-tag 5

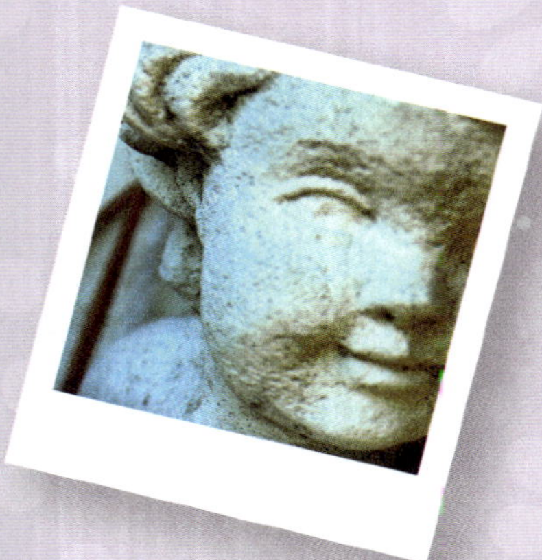

Was mich heute bewegt

Morgens 3 Minuten Lachgym
15 bis 30 Minuten Ausdauer tanken
12 Minuten Powerprogramm
Termin vereinbaren für eine
Fun-Sportart

gemessen Ruhepuls .... Trainingspuls .... (bitte messen und eintragen)

getan Lach-Yoga .... Powerprogramm .... Dehnprogramm ....

Ausdauerprogramm .... Forscherprogramm ....

Fun-Sportart ausprobiert .... (abhaken)

gefühlt Laune .... Kreativität .... Leistungskraft ....

Freude am Leben .... Wohlbefinden .... (bitte Noten von 1 bis 6)

Veränderungen, welcher Art auch immer

Weil ich mich mag-tag 6

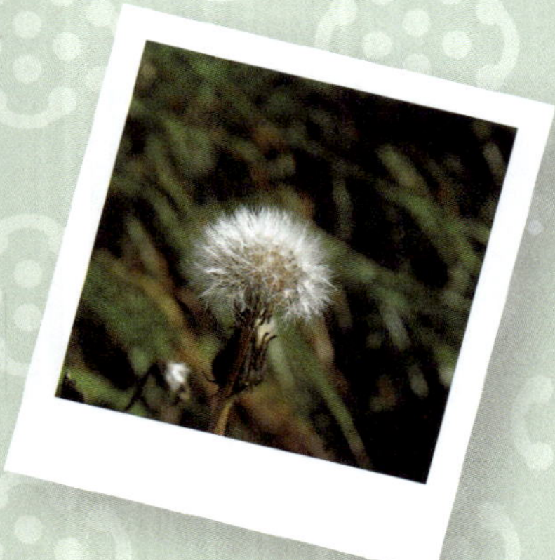

Was mich heute bewegt

5 Minuten zum Forscher werden
20 bis 30 Minuten Ausdauer tanken
12 Minuten Dehnprogramm

gemessen Ruhepuls .... Trainingspuls .... (bitte messen und eintragen)

getan Lach-Yoga .... Powerprogramm .... Dehnprogramm ....

Ausdauerprogramm .... Forscherprogramm ....

Fun-Sportart ausprobiert .... (abhaken)

gefühlt Laune .... Kreativität .... Leistungskraft ....

Freude am Leben .... Wohlbefinden .... (bitte Noten von 1 bis 6)

Veränderungen, welcher Art auch immer

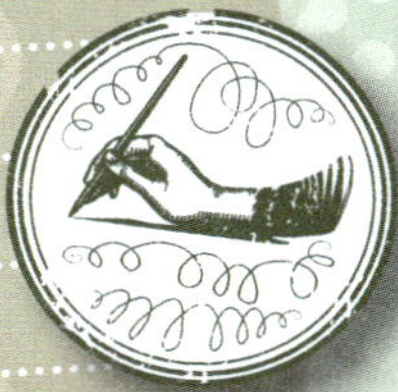

Weil ich mich mag-tag 7

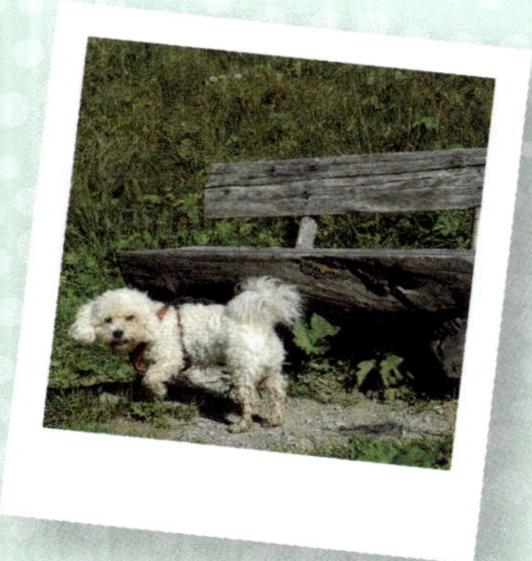

Was mich heute bewegt

Morgens 3 Minuten Lachgym
17 bis 30 Minuten Ausdauer tanken
12 Minuten Powerprogramm

gemessen Ruhepuls .... Trainingspuls .... (bitte messen und eintragen)

getan Lach-Yoga .... Powerprogramm ....Dehnprogramm ....

Ausdauerprogramm .... Forscherprogramm ....

Fun-Sportart ausprobiert .... (abhaken)

gefühlt Laune .... Kreativität ....Leistungskraft ....

Freude am Leben .... Wohlbefinden .... (bitte Noten von 1 bis 6)

Veränderungen, welcher Art auch immer

Erste Etappe geschafft !!!

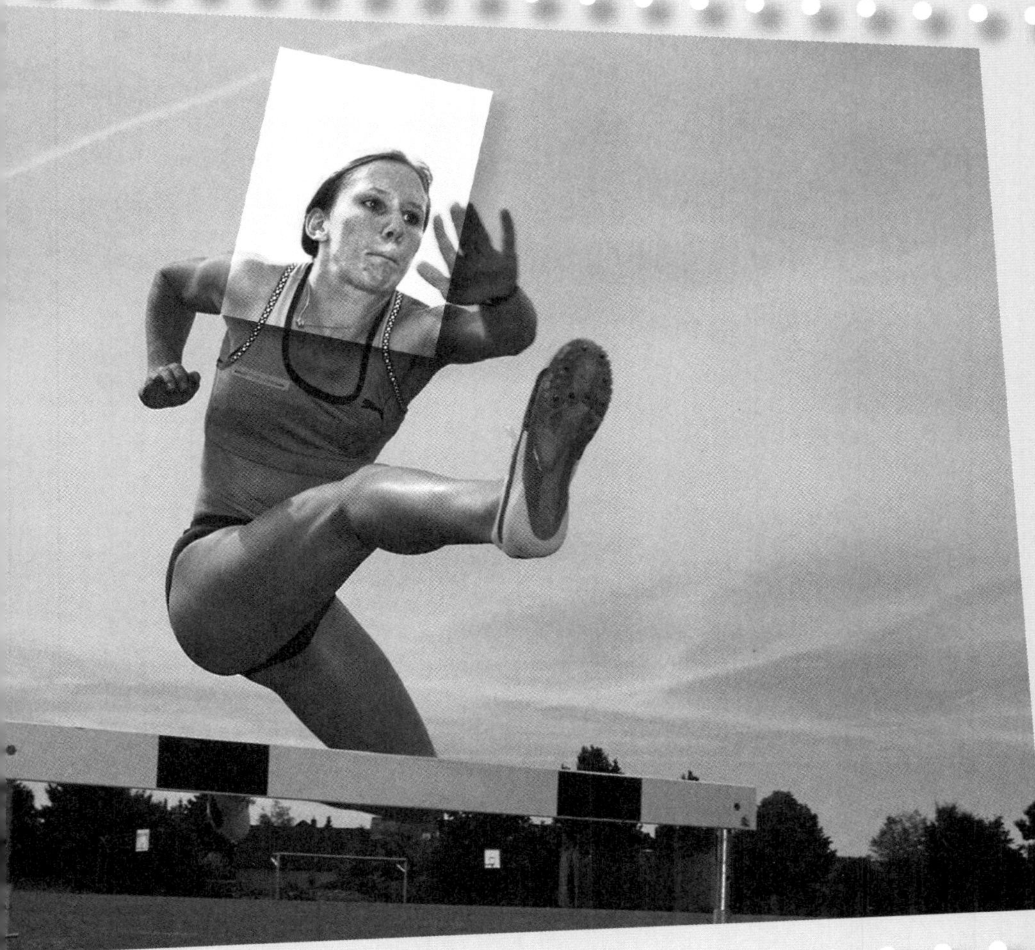

Sie dürfen sich
nun fotografieren
und das Bild
hier einkleben ...

Weil ich mich mag-tag

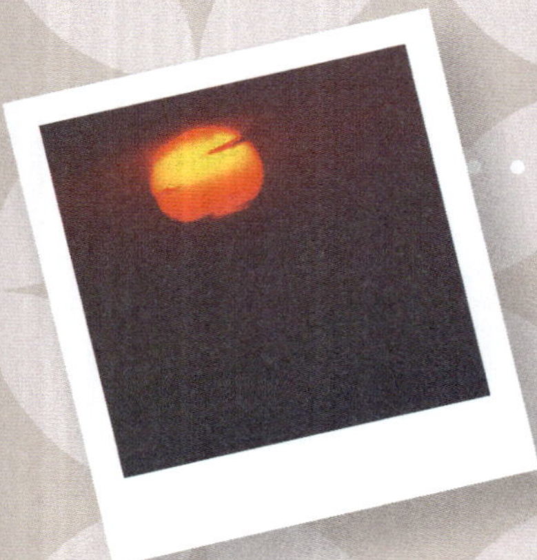

Was mich heute bewegt

5 Minuten zum Forscher werden
22 bis 30 Minuten Ausdauer tanken
12 Minuten Dehnprogramm
Termin vereinbaren für eine Fun-Sportart

gemessen Ruhepuls .... Trainingspuls .... (bitte messen und eintragen)

getan Lach-Yoga .... Powerprogramm .... Dehnprogramm ....

Ausdauerprogramm .... Forscherprogramm ....

Fun-Sportart ausprobiert .... (abhaken)

gefühlt Laune .... Kreativität .... Leistungskraft ....

Freude am Leben .... Wohlbefinden .... (bitte Noten von 1 bis 6)

Veränderungen, welcher Art auch immer

Weil ich mich mag-tag

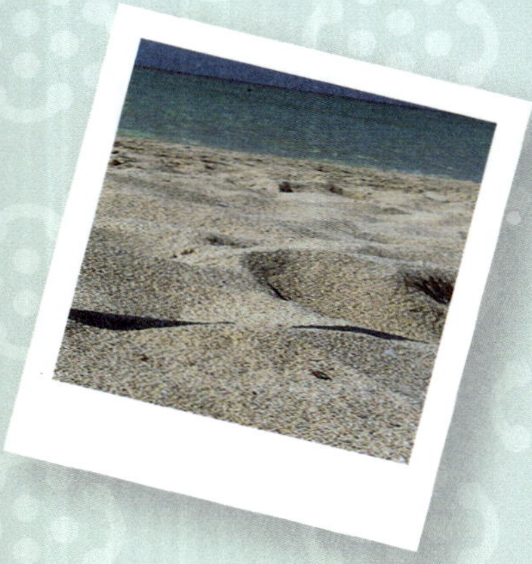

Was mich heute bewegt

Morgens 3 Minuten Lachgym
23 bis 30 Minuten Ausdauer tanken
12 Minuten Powerprogramm
Termin für eine Fun-Sportart schon vereinbart?

gemessen Ruhepuls .... Trainingspuls .... (bitte messen und eintragen)

getan Lach-Yoga .... Powerprogramm .... Dehnprogramm ....

Ausdauerprogramm .... Forscherprogramm ....

Fun-Sportart ausprobiert .... (abhaken)

gefühlt Laune .... Kreativität .... Leistungskraft ....

Freude am Leben .... Wohlbefinden .... (bitte Noten von 1 bis 6)

Veränderungen, welcher Art auch immer

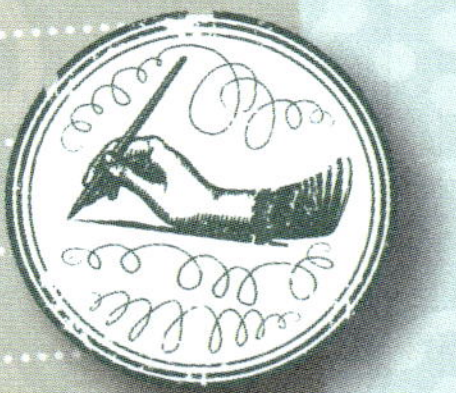

Weil ich mich mag-tag 10

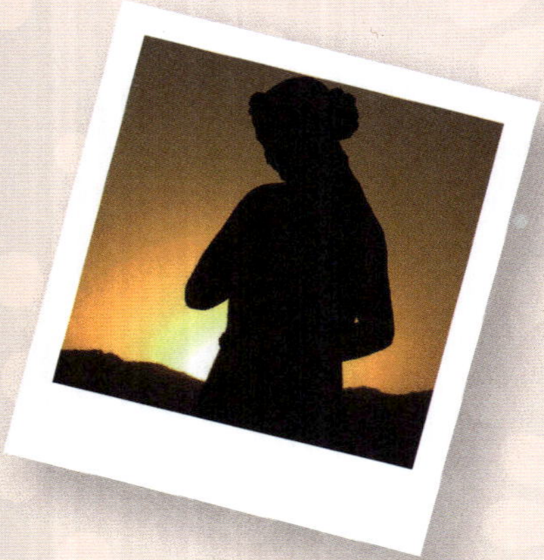

Was mich heute bewegt

5 Minuten zum Forscher werden
24 bis 30 Minuten Ausdauer tanken
12 Minuten Dehnprogramm

gemessen Ruhepuls .... Trainingspuls .... (bitte messen und eintragen)

getan Lach-Yoga .... Powerprogramm .... Dehnprogramm ....

Ausdauerprogramm .... Forscherprogramm ....

Fun-Sportart ausprobiert .... (abhaken)

gefühlt Laune .... Kreativität .... Leistungskraft ....

Freude am Leben .... Wohlbefinden .... (bitte Noten von 1 bis 6)

Veränderungen, welcher Art auch immer

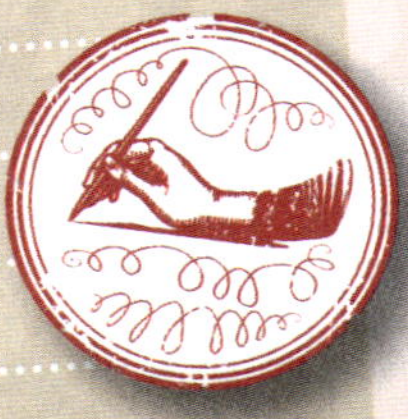

Weil ich mich mag - tag 11

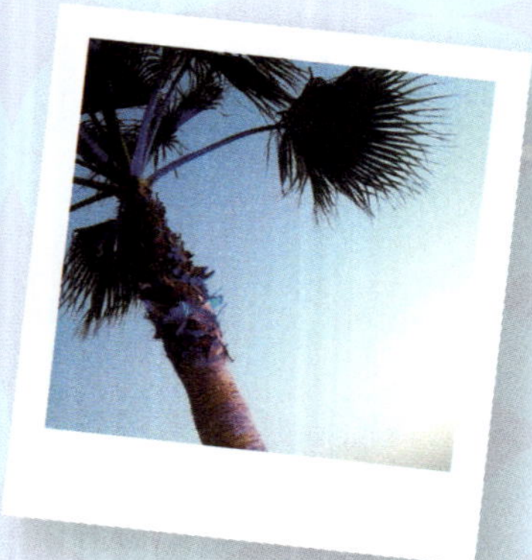

Was mich heute bewegt

Morgens 3 Minuten Lachgym
25 bis 30 Minuten Ausdauer tanken
12 Minuten Powerprogramm

gemessen Ruhepuls .... Trainingspuls .... (bitte messen und eintragen)

getan Lach-Yoga .... Powerprogramm ....Dehnprogramm ....

Ausdauerprogramm .... Forscherprogramm ....

Fun-Sportart ausprobiert .... (abhaken)

gefühlt Laune .... Kreativität ....Leistungskraft ....

Freude am Leben .... Wohlbefinden .... (bitte Noten von 1 bis 6)

Veränderungen, welcher Art auch immer

Weil ich mich mag-tag 12

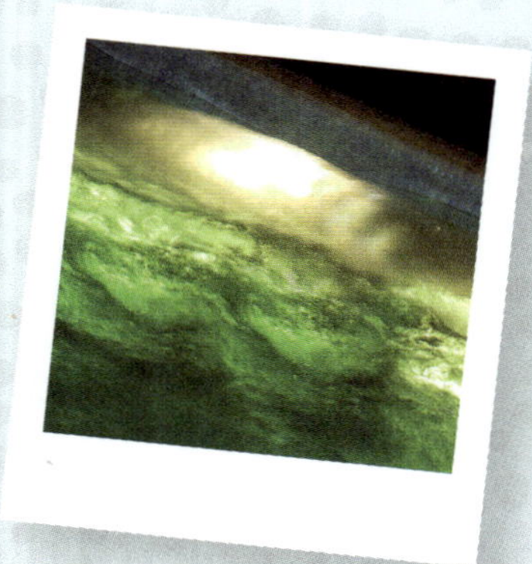

Was mich heute bewegt

5 Minuten zum Forscher werden
26 bis 30 Minuten Ausdauer tanken
12 Minuten Dehnprogramm

gemessen Ruhepuls .... Trainingspuls .... (bitte messen und eintragen)

getan Lach-Yoga .... Powerprogramm ....Dehnprogramm ....

Ausdauerprogramm .... Forscherprogramm ....

Fun-Sportart ausprobiert .... (abhaken)

gefühlt Laune .... Kreativität ....Leistungskraft ....

Freude am Leben .... Wohlbefinden .... (bitte Noten von 1 bis 6)

Veränderungen, welcher Art auch immer

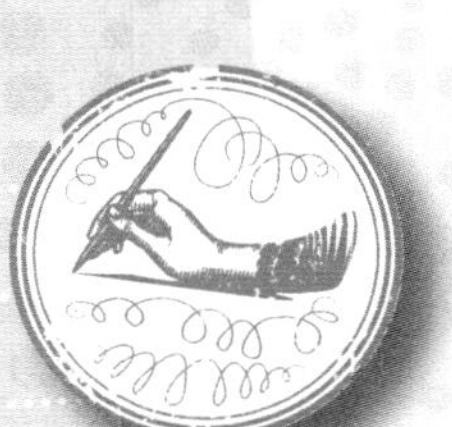

Weil ich mich mag-tag 13

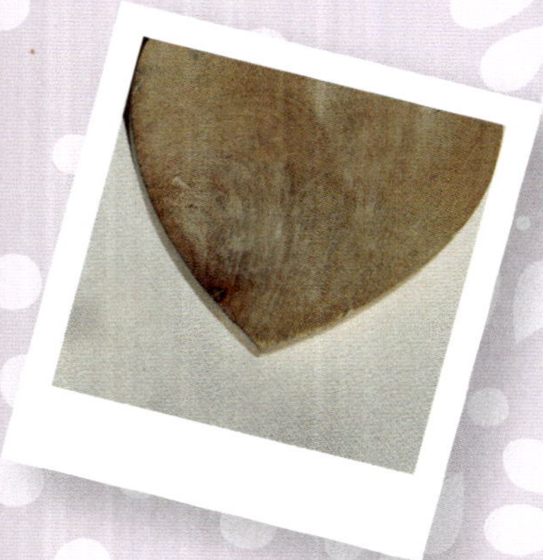

Was mich heute bewegt

Morgens 3 Minuten Lachgym
27 bis 30 Minuten Ausdauer tanken
12 Minuten Powerprogramm

gemessen Ruhepuls .... Trainingspuls .... (bitte messen und eintragen)

getan Lach-Yoga .... Powerprogramm .... Dehnprogramm ....

Ausdauerprogramm .... Forscherprogramm ....

Fun-Sportart ausprobiert .... (abhaken)

gefühlt Laune .... Kreativität .... Leistungskraft ....

Freude am Leben .... Wohlbefinden .... (bitte Noten von 1 bis 6)

Veränderungen, welcher Art auch immer

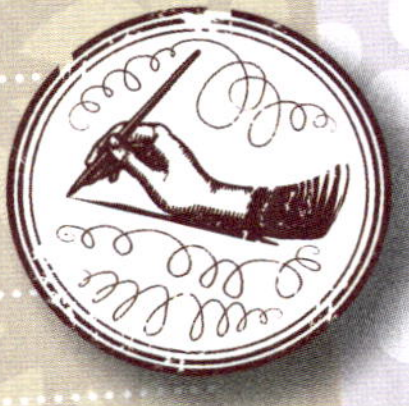

Weil ich mich mag-tag 14

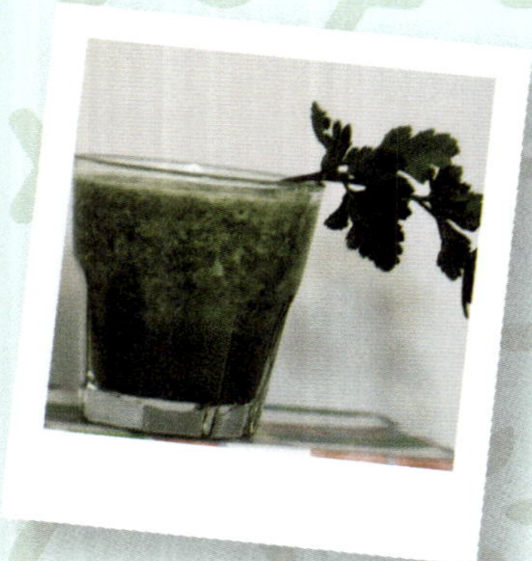

Was mich heute bewegt

5 Minuten zum Forscher werden
28 – bis 30 Minuten Ausdauer tanken
12 Minuten Dehnprogramm

gemessen Ruhepuls .... Trainingspuls .... (bitte messen und eintragen)

getan Lach-Yoga .... Powerprogramm ....Dehnprogramm ....

Ausdauerprogramm .... Forscherprogramm ....

Fun-Sportart ausprobiert .... (abhaken)

gefühlt Laune .... Kreativität ....Leistungskraft ....

Freude am Leben .... Wohlbefinden .... (bitte Noten von 1 bis 6)

Veränderungen, welcher Art auch immer

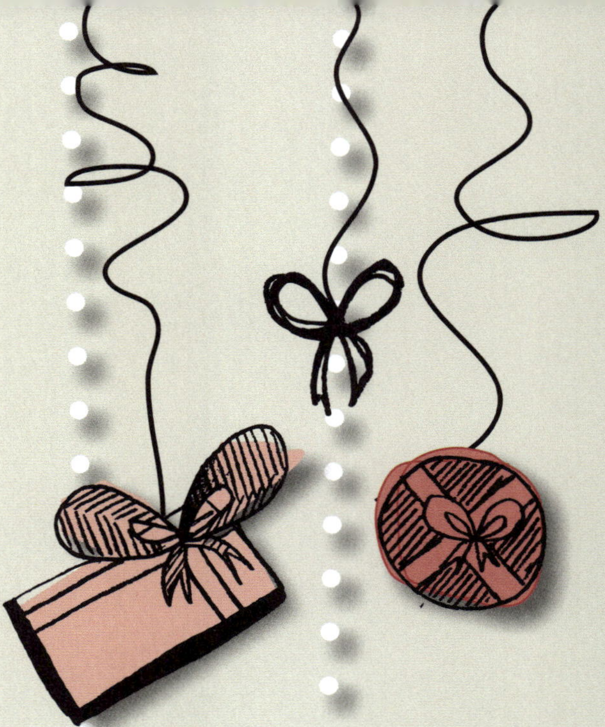

Zweite Etappe geschafft …

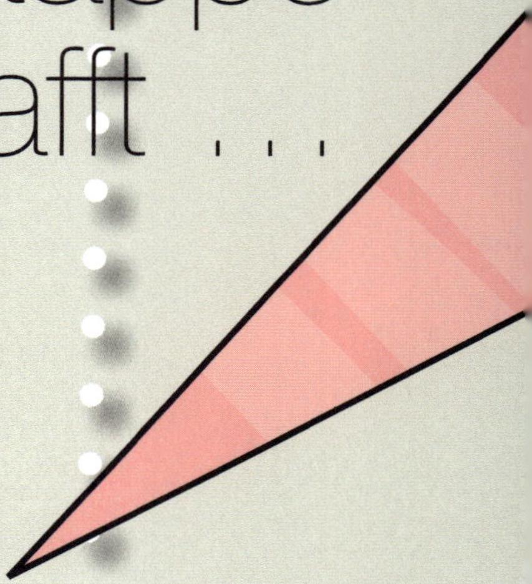

Nun ist eine große Belohnung fällig.
Was wünschen Sie sich?

Bitte erfüllen!
Oder erfüllen lassen ...

Weil ich mich mag-tag 15

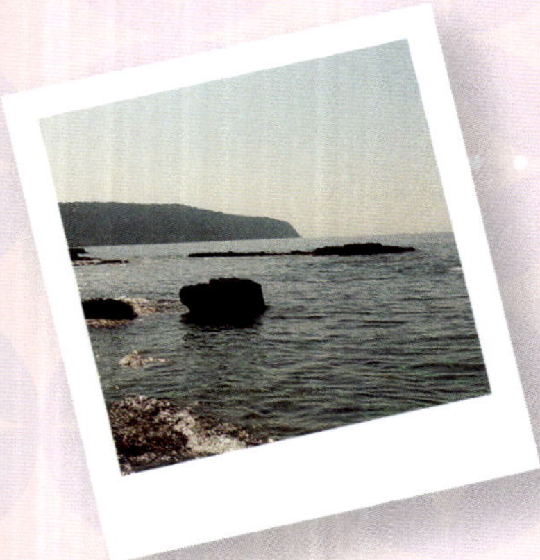

Was mich heute bewegt

Morgens 3 Minuten Lachgym
29 bis 30 Minuten Ausdauer tanken
12 Minuten Powerprogramm
Termin vereinbaren für eine Fun-Sportart

gemessen Ruhepuls .... Trainingspuls .... (bitte messen und eintragen)

getan Lach-Yoga .... Powerprogramm .... Dehnprogramm ....

Ausdauerprogramm .... Forscherprogramm ....

Fun-Sportart ausprobiert .... (abhaken)

gefühlt Laune .... Kreativität .... Leistungskraft ....

Freude am Leben .... Wohlbefinden .... (bitte Noten von 1 bis 6)

Veränderungen, welcher Art auch immer

Weil ich mich mag-tag 16

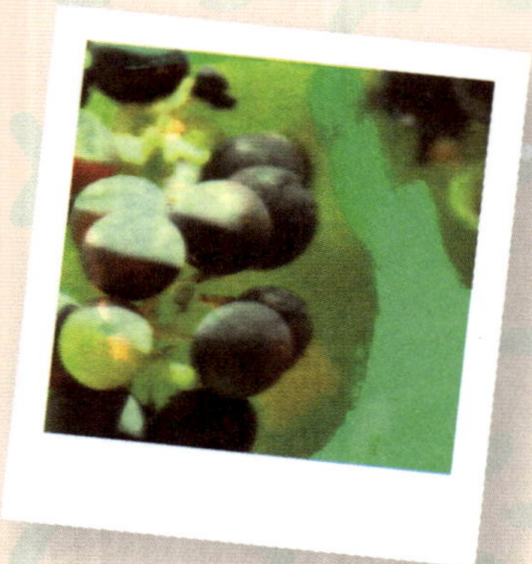

Was mich heute bewegt

5 Minuten zum Forscher werden
30 Minuten Ausdauer tanken
12 Minuten Dehnprogramm
Termin für eine Fun-Sportart schon vereinbart?

gemessen Ruhepuls .... Trainingspuls .... (bitte messen und eintragen)

getan Lach-Yoga .... Powerprogramm ....Dehnprogramm ....

Ausdauerprogramm .... Forscherprogramm ....

Fun-Sportart ausprobiert .... (abhaken)

gefühlt Laune .... Kreativität ....Leistungskraft ....

Freude am Leben .... Wohlbefinden .... (bitte Noten von 1 bis 6)

Veränderungen, welcher Art auch immer

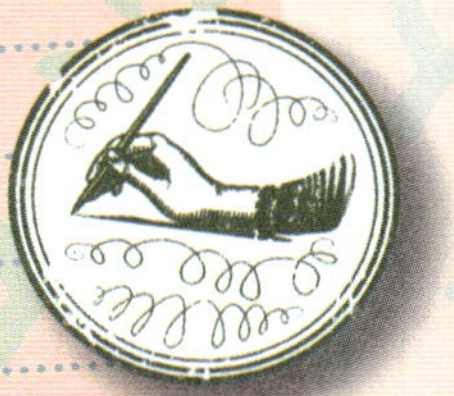

Weil ich mich mag-tag 17

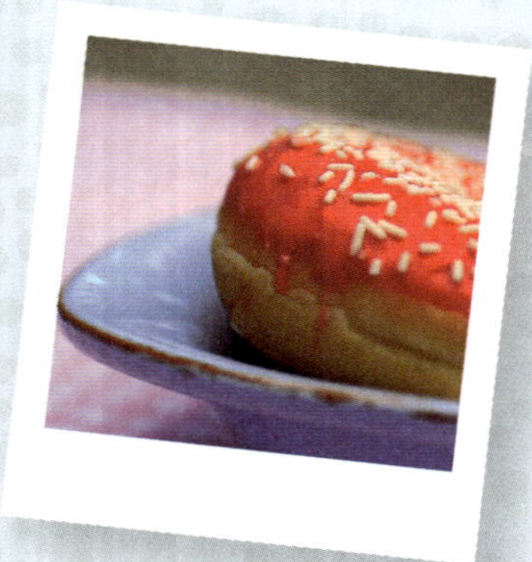

Was mich heute bewegt

Morgens 3 Minuten Lachgym
30 Minuten Ausdauer tanken
12 Minuten Powerprogramm

gemessen Ruhepuls .... Trainingspuls .... (bitte messen und eintragen)

getan Lach-Yoga .... Powerprogramm ....Dehnprogramm ....

Ausdauerprogramm .... Forscherprogramm ....

Fun-Sportart ausprobiert .... (abhaken)

gefühlt Laune .... Kreativität ....Leistungskraft ....

Freude am Leben .... Wohlbefinden .... (bitte Noten von 1 bis 6)

Veränderungen, welcher Art auch immer

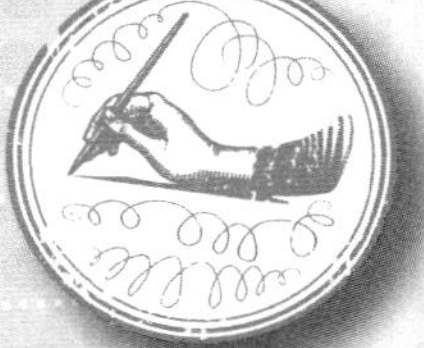

Weil ich mich mag-tag 18

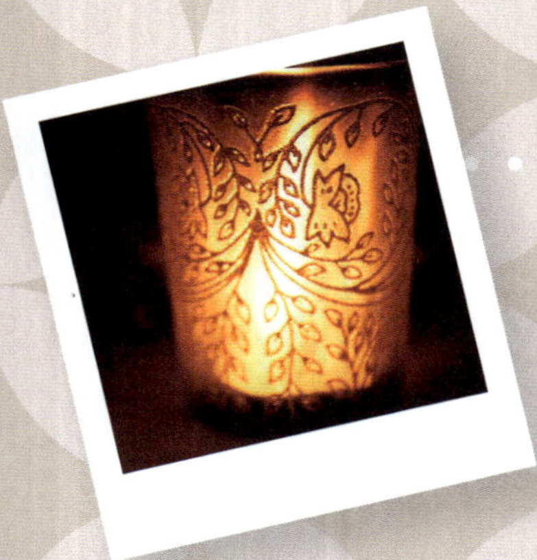

Was mich heute bewegt

5 Minuten zum Forscher werden
30 Minuten Ausdauer tanken
12 Minuten Dehnprogramm

gemessen Ruhepuls .... Trainingspuls .... (bitte messen und eintragen)

getan Lach-Yoga .... Powerprogramm .... Dehnprogramm ....

Ausdauerprogramm .... Forscherprogramm ....

Fun-Sportart ausprobiert .... (abhaken)

gefühlt Laune .... Kreativität .... Leistungskraft ....

Freude am Leben .... Wohlbefinden .... (bitte Noten von 1 bis 6)

Veränderungen, welcher Art auch immer

Weil ich mich mag-tag 19

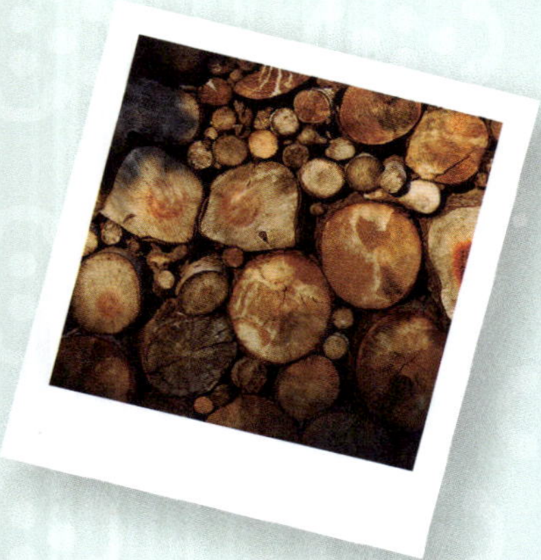

Was mich heute bewegt

Morgens 3 Minuten Lachgym
30 Minuten Ausdauer tanken
12 Minuten Powerprogramm

gemessen Ruhepuls .... Trainingspuls .... (bitte messen und eintragen)

getan Lach-Yoga .... Powerprogramm .... Dehnprogramm ....

Ausdauerprogramm .... Forscherprogramm ....

Fun-Sportart ausprobiert .... (abhaken)

gefühlt Laune .... Kreativität .... Leistungskraft ....

Freude am Leben .... Wohlbefinden .... (bitte Noten von 1 bis 6)

Veränderungen, welcher Art auch immer

Weil ich mich mag-tag 20

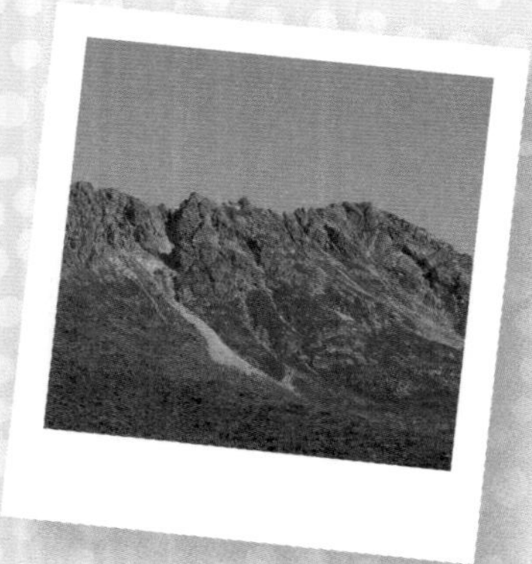

Was mich heute bewegt

5 Minuten zum Forscher werden
30 Minuten Ausdauer tanken
12 Minuten Dehnprogramm

gemessen Ruhepuls .... Trainingspuls .... (bitte messen und eintragen)

getan Lach-Yoga .... Powerprogramm ....Dehnprogramm ....

Ausdauerprogramm .... Forscherprogramm ....

Fun-Sportart ausprobiert .... (abhaken)

gefühlt Laune .... Kreativität ....Leistungskraft ....

Freude am Leben .... Wohlbefinden .... (bitte Noten von 1 bis 6)

Veränderungen, welcher Art auch immer

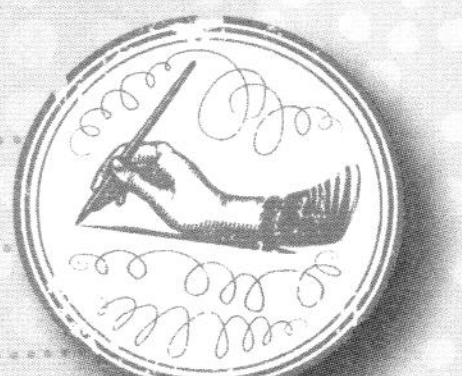

Weil ich mich mag-tag 21

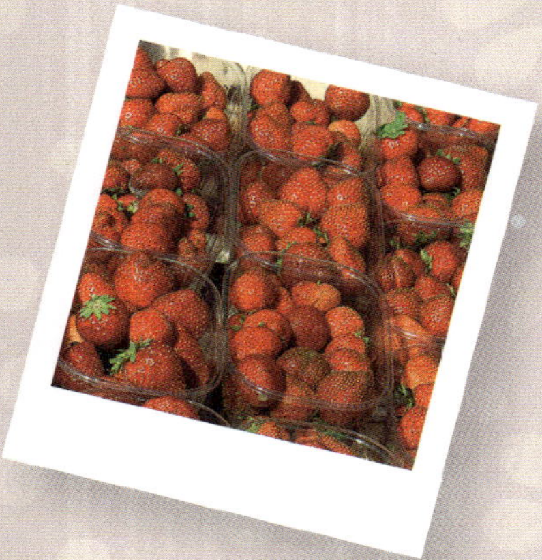

Was mich heute bewegt

Morgens 3 Minuten Lachgym
30 Minuten Ausdauer tanken
12 Minuten Powerprogramm

gemessen Ruhepuls .... Trainingspuls .... (bitte messen und eintragen)

getan Lach-Yoga .... Powerprogramm .... Dehnprogramm ....

Ausdauerprogramm .... Forscherprogramm ....

Fun-Sportart ausprobiert .... (abhaken)

gefühlt Laune .... Kreativität .... Leistungskraft ....

Freude am Leben .... Wohlbefinden .... (bitte Noten von 1 bis 6)

Veränderungen, welcher Art auch immer

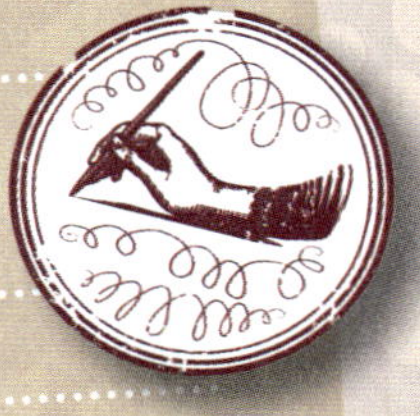

Dritte Etappe geschafft!!!

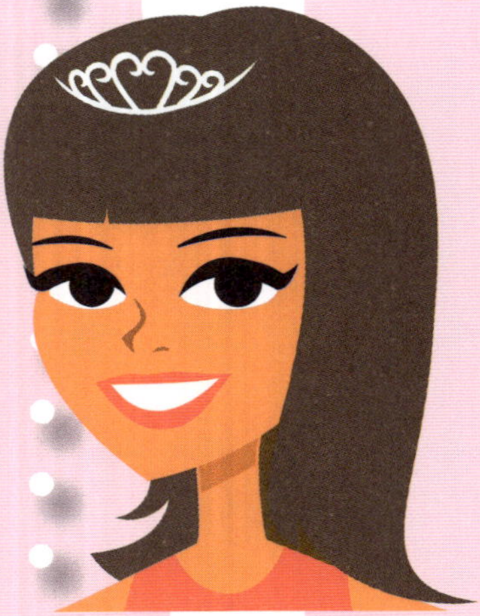

Sie sind die Queen of the Day! Machen Sie ein Selbstporträt. Und einkleben. Einscannen. Fotografieren. Mailen. Wir verlosen 10 myBooks zum Abnehmen oder für mehr Wohlbefinden. www.magmich.com

Weil ich mich mag-tag 22

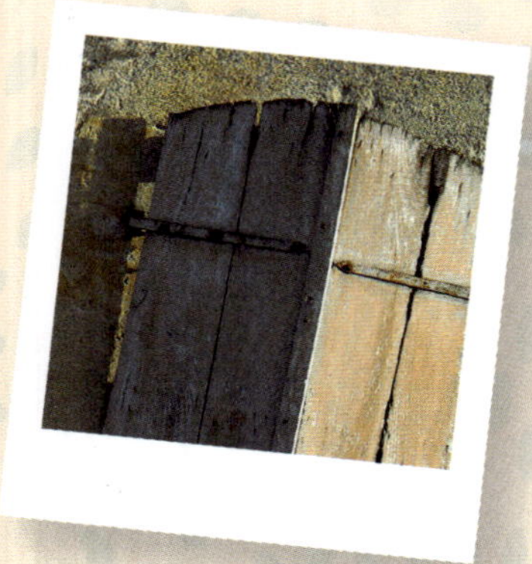

Was mich heute bewegt

5 Minuten zum Forscher werden
30 Minuten Ausdauer tanken
12 Minuten Dehnprogramm
Termin vereinbaren für eine Fun-Sportart

gemessen Ruhepuls .... Trainingspuls .... (bitte messen und eintragen)

getan Lach-Yoga .... Powerprogramm .... Dehnprogramm ....

Ausdauerprogramm .... Forscherprogramm ....

Fun-Sportart ausprobiert .... (abhaken)

gefühlt Laune .... Kreativität ....Leistungskraft ....

Freude am Leben .... Wohlbefinden .... (bitte Noten von 1 bis 6)

Veränderungen, welcher Art auch immer

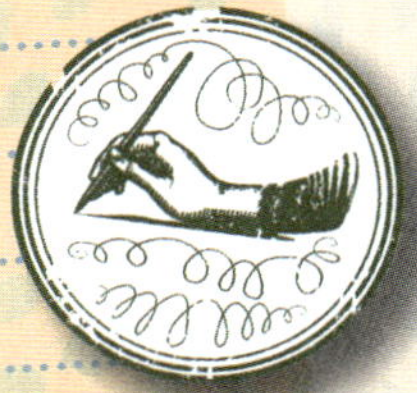

Weil ich mich mag-tag 23

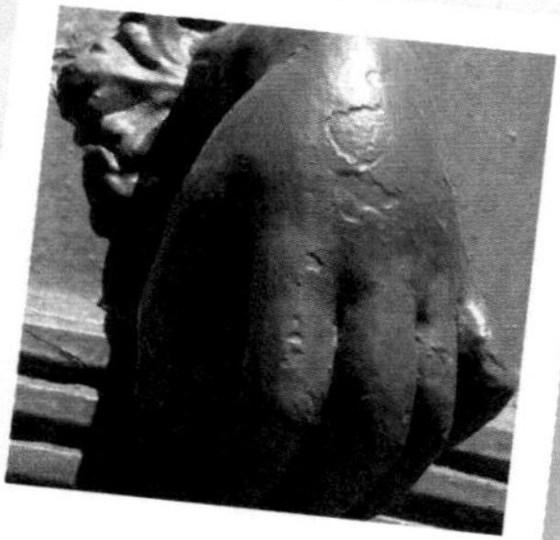

Was mich heute bewegt

Morgens 3 Minuten Lachgym
30 Minuten Ausdauer tanken
12 Minuten Powerprogramm
Termin für eine Fun-Sportart schon vereinbart?

gemessen Ruhepuls .... Trainingspuls .... (bitte messen und eintragen)

getan Lach-Yoga .... Powerprogramm .... Dehnprogramm ....

Ausdauerprogramm .... Forscherprogramm ....

Fun-Sportart ausprobiert .... (abhaken)

gefühlt Laune .... Kreativität ....Leistungskraft ....

Freude am Leben .... Wohlbefinden .... (bitte Noten von 1 bis 6)

Veränderungen, welcher Art auch immer

Weil ich mich mag-tag 24

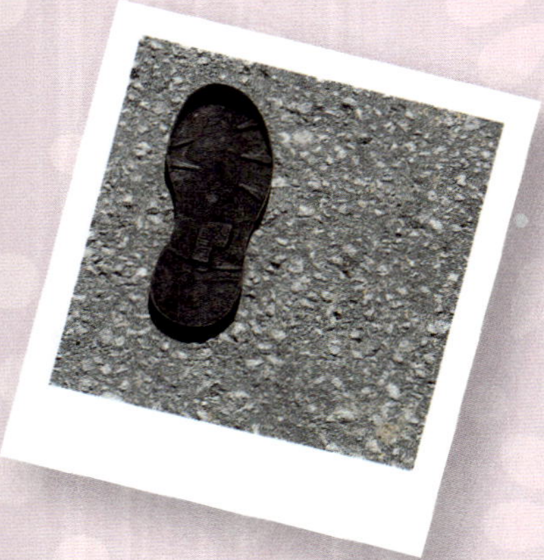

Was mich heute bewegt

5 Minuten zum Forscher werden
30 Minuten Ausdauer tanken
12 Minuten Dehnprogramm

gemessen Ruhepuls .... Trainingspuls .... (bitte messen und eintragen)

getan Lach-Yoga .... Powerprogramm .... Dehnprogramm ....

Ausdauerprogramm .... Forscherprogramm ....

Fun-Sportart ausprobiert .... (abhaken)

gefühlt Laune .... Kreativität .... Leistungskraft ....

Freude am Leben .... Wohlbefinden .... (bitte Noten von 1 bis 6)

Veränderungen, welcher Art auch immer

Weil ich mich mag-tag 25

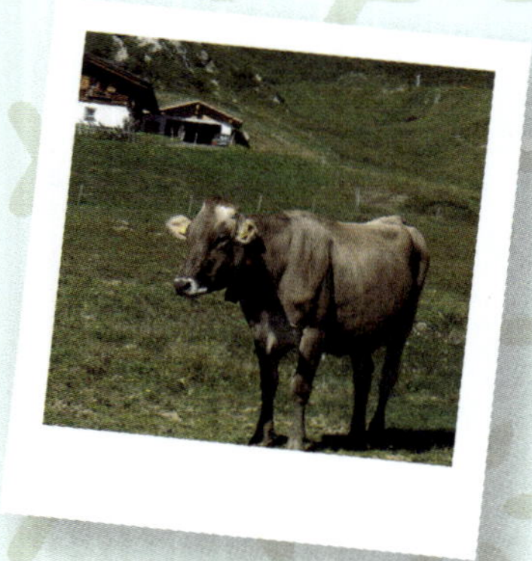

Was mich heute bewegt

Morgens 3 Minuten Lachgym
30 Minuten Ausdauer tanken
12 Minuten Powerprogramm

gemessen Ruhepuls .... Trainingspuls .... (bitte messen und eintragen)

getan Lach-Yoga .... Powerprogramm .... Dehnprogramm ....

Ausdauerprogramm .... Forscherprogramm ....

Fun-Sportart ausprobiert .... (abhaken)

gefühlt Laune .... Kreativität .... Leistungskraft ....

Freude am Leben .... Wohlbefinden .... (bitte Noten von 1 bis 6)

Veränderungen, welcher Art auch immer

Weil ich mich mag-tag 26

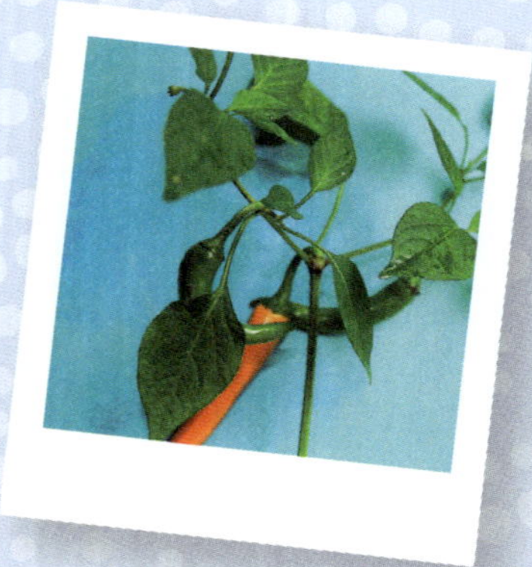

Was mich heute bewegt

5 Minuten zum Forscher werden
30 Minuten Ausdauer tanken
12 Minuten Dehnprogramm

gemessen Ruhepuls .... Trainingspuls .... (bitte messen und eintragen)

getan Lach-Yoga .... Powerprogramm .... Dehnprogramm ....

Ausdauerprogramm .... Forscherprogramm ....

Fun-Sportart ausprobiert .... (abhaken)

gefühlt Laune .... Kreativität ....Leistungskraft ....

Freude am Leben .... Wohlbefinden .... (bitte Noten von 1 bis 6)

Veränderungen, welcher Art auch immer

Weil ich mich mag-tag 27

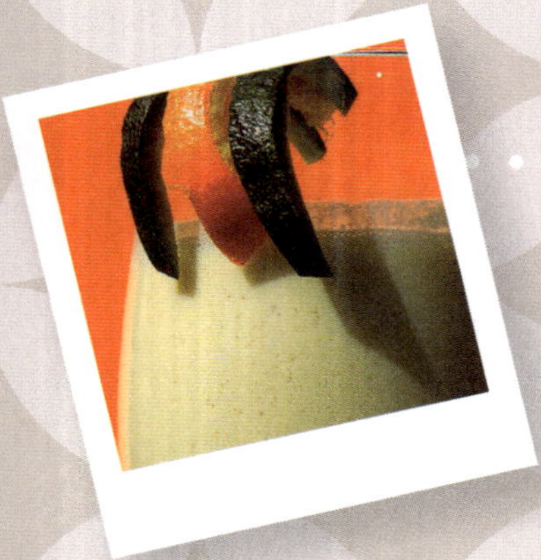

Was mich heute bewegt

Morgens 3 Minuten Lachgym
30 Minuten Ausdauer tanken
12 Minuten Powerprogramm

gemessen Ruhepuls .... Trainingspuls .... (bitte messen und eintragen)

getan Lach-Yoga .... Powerprogramm .... Dehnprogramm ....

Ausdauerprogramm .... Forscherprogramm ....

Fun-Sportart ausprobiert .... (abhaken)

gefühlt Laune .... Kreativität .... Leistungskraft ....

Freude am Leben .... Wohlbefinden .... (bitte Noten von 1 bis 6)

Veränderungen, welcher Art auch immer

Weil ich mich mag-tag 28

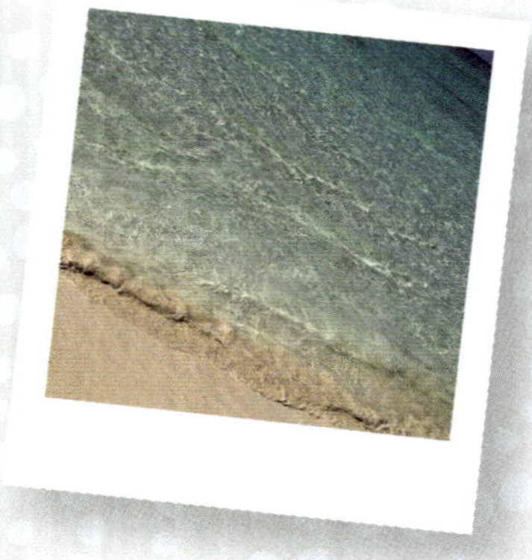

Was mich heute bewegt

5 Minuten zum Forscher werden
30 Minuten Ausdauer tanken
12 Minuten Dehnprogramm

gemessen Ruhepuls .... Trainingspuls .... (bitte messen und eintragen)

getan Lach-Yoga .... Powerprogramm .... Dehnprogramm ....

Ausdauerprogramm .... Forscherprogramm ....

Fun-Sportart ausprobiert .... (abhaken)

gefühlt Laune .... Kreativität ....Leistungskraft ....

Freude am Leben .... Wohlbefinden .... (bitte Noten von 1 bis 6)

Veränderungen, welcher Art auch immer

Sieger!!!

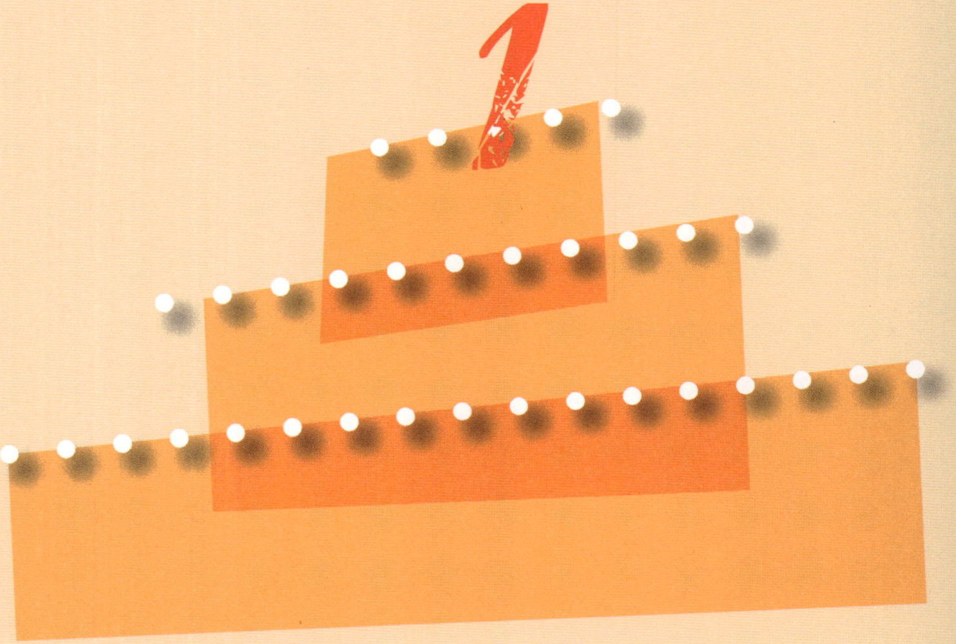

Toll! Nun haben Sie einen Bewegungs-Reflex.
Der gehört ab jetzt zu Ihrem Leben wie das Atmen.
Seien Sie ruhig stolz auf sich! Und überlegen Sie sich
gleich etwas Schönes, womit Sie Ihr bewegtes Leben
künftig noch toppen können.

Porträt einkleben, abfotografieren
und auf www.magmich.com gehen

Kleines Glossar

A

ACTH: Adrenocorticotropes Hormon, wird von der Hirnanhangdrüse ausgeschüttet, macht kreativ und wach.
Adrenalin: Ein Stresshormon, das die Herzfrequenz und den Blutdruck steigen lässt, die Bronchien weit stellt und Zucker und Fette im Blut mobilisiert.
ATP: Adenosintriphosphat ist die kleinste Energieeinheit in der Muskelzelle, gewonnen aus Fett, Eiweiß und Kohlenhydraten.

B

Blutzucker: Glukose (Traubenzucker) im Blut. Normal: 80 mg/100 ml. Wird durch Insulin kontrolliert.
Botox: ein Nervengift, das die Muskulatur zeitweise lähmt, faltenfrei macht, z. B. an der Stirn. Und – so Studien – auch Sorgen glättet. > Embodiment!
Brain-derived neurotrophic factor: BDNF, ist ein Nervenwachstumsfaktor, wird durch Bewegung ausgeschüttet. Er schützt Neuronen und Synapsen und fördert das Wachstum neuer.

C

Cortisol: Stresshormon, zerstört langfristig das Immunsystem, macht hungrig und nervös.
Cellulite: Bindegewebsschwäche, die uns Frauen durch Dellenbildung der Haut, vor allem an Beinen, Po, Bauch, Hüften und Oberarmen, unglücklich macht. Falsche Ernährung und Bewegungsmangel fördern Cellulite.

D

Dendriten: astartige Fortsätze der Nervenzelle, die der Aufnahme elektrischer Reize und ihrer Weiterleitung dienen.
Diabetes: Zuckerkrankheit. Die Bauchspeicheldrüse stellt ihre Insulinproduktion ein. Eine Insulinpumpe übernimmt deren Aufgabe. Typ B, Altersdiabetes, kann man wieder loswerden: gesund essen, sich bewegen.
Dopamin: Botenstoff der Belohnung

E

Elastin: Gehört zu den Strukturproteinen, weil es in seiner Funktion für Formgebung und Halt verantwortlich ist.
Embodiment: Die Wirkung der Muskeln, der Bewegungen, der Haltung auf unsere Gefühle
Endorphine: Körpereigene Opiate, lindern Schmerz, stimmen euphorisch
Enzyme: Unsere Stoffwechselarbeiter, die z. B. Nahrung körpergerecht in kleine Bausteine – in Fettsäuren, in Aminosäuren, in Glukose – zerlegen.

G

Glycogen: Zucker in Speicherform. In Leber und in den Muskelzellen
Grundumsatz: Der Kalorienverbrauch des Körpers in Ruhe

H

HGH, Wachstumshormon: Lässt Muskeln wachsen, Fett schmelzen – und wird durch Training ausgeschüttet.
Hypothalamus: Die Steuerzentrale im Gehirn, beeinflusst unsere Gefühlswelt und bestimmt, wann wir schlafen, wann wir wach sind. Er reguliert, wann welche Menge eines Hormons hergestellt wird.

I

Insulin: Blutzuckerhormon. Produziert die Bauchspeicheldrüse, sobald wir > Kohlenhydrate essen. Insulin transportiert > Zucker (Glukose), der nach dem Essen im Blut schwimmt, in die Zellen. Viel Insulin bedeutet: schneller Blutzuckerabfall, schnell wieder Hunger.
Interleukin-6: IL-6, gehört zur Gruppe der Myokine (Botenstoffe, die der Muskel

ausschüttet) und ist ein wichtiger Vermittler zwischen der unspezifischen und der spezifischen Immunreaktion, es ackert gegen Entzündungsprozesse im Körper.
Interleukin-15: IL-15, gehört zur Gruppe der Myokine (Botenstoffe, die der Muskel ausschüttet) und steigert den Fettabbau. Auch da, wo die Energie aus Fetten am schnellsten zur Verfügung steht, nämlich lokal.

K

Kalorie: Maßeinheit für Energie
Kinästhetik: Die Bewegungswahrnehmung läuft zu großen Teilen unbewusst ab. Eine bewusste Bewegungswahrnehmung erreicht man durch erhöhte Achtsamkeit. Kinästhetik bezeichnet die Anwendung und Vermittlung dieser Kompetenz.
Kohlenhydrate: Alles, was Zucker oder Stärke enthält, wie Obst, Getreide, Kartoffeln, Brot, Nudeln, Knödel, Reis, Kuchen, Süßes, Softdrinks …
Kollagen: Strukturprotein des Bindegewebes, also der Knochen, Knorpel, Zähne, Sehnen, Bänder und Haut.

L

Laktat: Milchsäure, ein Stoffwechselabfallprodukt, das bei der Zuckerverbrennung in der Muskelzelle entsteht und weiter abgebaut werden kann zu Bewegungsenergie und Wärme. Zu viel davon macht die Muskeln schwer und führt schließlich zum Leistungsabbruch.

M

Mitochondrien: „Energiekraftwerke" in den Muskelzellen, wo Fett und Kohlenhydrate in Bewegungsenergie und Wärme umgesetzt werden.

N

Nachbrenneffekt: Regenerative und aufbauende Prozesse die nach dem Sport Energie verbrauchen.
Noradrenalin: Positives Stresshormon, das wach macht.

O

Osteoporose: Knochenschwund

P

Prana: Prana oder „Atem des Lebens" wird jene Lebensenergie oder Lebenskraft genannt, die den Körper lebendig und gesund erhält. Die Bezeichnung „Prana" stammt aus Indien, hat aber dieselbe Bedeutung wie Ch'i, Ki, Ruah oder Pneuma, die in anderen Ländern verwendet werden.

S

Sarkopenie: So bezeichnet man den degenerativen altersbedingten Abbau der Skelettmuskulatur.
Serotonin: Nervenbotenstoff der Zufriedenheit. Er wird bei langsamen Ausdauereinheiten ausgeschüttet. Unter Lichteinfluss und wenn wir Kohlenhydrate gemeinsam mit Eiweiß essen.

T

Testosteron: Männliches Sexualhormon, sorgt für innere Dynamik und Power.
Tumor-Nekrose-Faktor: TNF ist ein Signalstoff des Immunsystems, der bei Entzündungsprozessen beteiligt ist. IL-6 ist der Gegenspieler.

W

Wachstumshormon: Lässt Muskeln wachsen, Fett schmelzen – und wird durch Training ausgeschüttet.

Z

Zwiebelschalenprinzip: Es gibt kein schlechtes Wetter, nur die falschen Klamotten. Wer Kleider in Schichten trägt, kann sie entsprechend ablegen.

Impressum

Hinweis
Die Ratschläge/Informationen in diesem Buch sind von Autorinnen und Verlag sorgfältig erwogen und geprüft, dennoch kann eine Garantie nicht übernommen werden. Eine Haftung der Autorinnen bzw. des Verlags und seiner Beauftragten für Personen-, Sach- und Vermögensschäden ist ausgeschlossen.

Konzept myBooks
Diese Buchreihe wurde konzipiert von Südwest Verlag und Marion Grillparzer

Projektleitung
Dr. Harald Kämmerer

Grundlayout
* zeichenpool

Gesamtproducing, Einzelseitengestaltung
ESTEFAN DESIGN, Astrid Reinbacher

Redaktion
Marion Grillparzer, Claudia Fritzsche

Covergestaltung:
* zeichenpool unter Verwendung von Bildern von Zeichenpool/Archiv
und shutterstock/sabri deniz kizil

Lithografie
JournalMedia, München

Bildredaktion
Marion Grillparzer, Astrid Reinbacher, Tanja Nerger

Bildnachweis
Fotos Astrid Reinbacher: 52, 53, 74,172,174,186,188,190, 192, 194, 202, 230
Fotos Shutterstock: 111 (T. Olson), 149 (Pinkcandy), 167 (Sorbis), 10 und 168/169 (A. Markin)
Illustrationen und Hintergrundillustrationen Shutterstock: 43, 45, 49, 55, 56, 70–73, 79, 80, 86–89, 96, 100, 103–105, 130, 132, 133, 149, 159–165, 169, 169–235
Fotos Fotolia: 21 (J. Larson), 21 (vic&dd), 22 (S. John), 25, (pixelbelichter), 28 und 233 (dred2010), 65–66 (styf), 76 (L. Rajchert), 95 (Mitarart), 101 (cult12), 118 (A. Yakovlev), 183 (Einstein)
Foto Moritz Schmid: 12
Fotos Christian M. Weiß: 97, 98, 106, 115, 140 li., 140 re., 142, 145, 146 u.
Fotos Marion Grillparzer: 6–13, 15, 17–19, 25, 34–36, 38, 58/59, 63, 66, 69, 81, 83, 85, 89, 91, 112, 113, 120, 122, 126, 127, 129, 136–139, 143–145, 152–161, 170, 176, 178, 180, 182, 196, 198, 204, 206, 208, 210, 212, 214, 218, 220, 222, 224, 226, 228, 236

Druck und Bindung
G. Canale & C. S.p.A.
Printed in Italy

MIX
Papier aus verantwortungsvollen Quellen
FSC® C015529

ISBN 978-3-517-08841-9
9817 2635 4453 6271